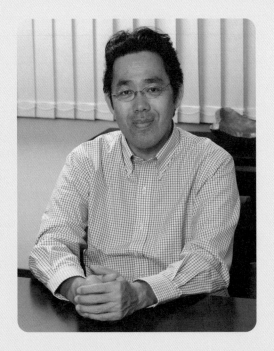

大きな字で

川島隆太

脳活

まちがい探し

監修
川島隆太（東北大学教授）

遊びながら 認知機能 を向上させましょう！

- 本書は脳活性実験で前頭葉の血流増加効果のあった問題を収録しています。

- パズルで「注意力」「記憶力」「視空間認知力」の向上が期待できます。

脳の前頭葉の血流が増え脳活性が実証されました

脳の前頭前野の機能低下を防ぎましょう

年齢を重ねていくうちに物忘れが多くなり、**記憶力や注意力、判断力の衰え**が始まります。このような衰えの原因は、脳の前頭葉にある前頭前野の機能低下です。脳が行う情報処理、行動・感情の制御はこの前頭前野が担っており、社会生活を送る上で非常に重要な場所です。

そこで、脳の機能を守るためには、前頭前野の働きを活発にすることが必要となってきます。

脳の活性化を調べるために多数実験しました

脳の前頭前野を活発にする作業は何なのか、多数の実験を東北大学と学研の共同研究によって行いました。その時の様子が下の写真です。

イラスト間違い探し、漢字や熟語の読み書き、音読、足し算や掛け算などの単純計算、なぞり書きの書写、文字のパズル、また写経やオセロ、積み木など幅広い作業を光トポグラフィという装置を使い、作業ごとに**脳の血流の変化**を調べていきました。

イラスト間違い探し
読み書き計算
漢字パズル など
多数の作業を
実験しました

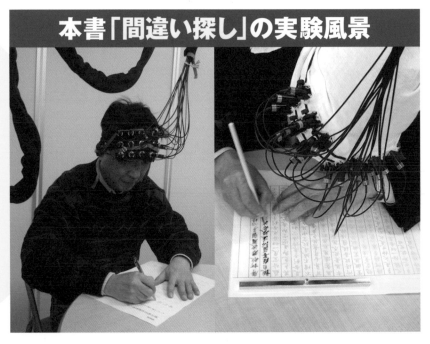

本書「間違い探し」の実験風景

脳の血流変化の実験画像

▼ 実験前(安静時)

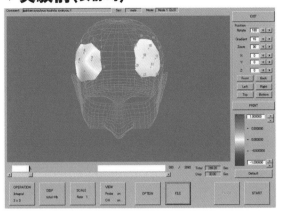

▼ 間違い探しの実験

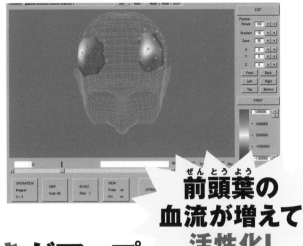

前頭葉の血流が増えて活性化!

間違い探しで前頭葉（ぜんとうよう）の働きがアップ

実験の結果、本書に掲載しているイラスト間違い探しや文字の間違い探しなど、各問題に取り組むと上の画像のとおり前頭葉（ぜんとうよう）の血流が増え、脳が**非常に活性化していることが判明**しました。

細かな違いを見分けるイラストや漢字絵の間違い探し、記憶力を働かせて解く文字の間違い探しなど、前頭葉（ぜんとうよう）の働きを活性化させることが実証されたのです。

カンタンなパズルで認知機能を向上

実験で行ったパズルは難しいものは一切なく、カンタンな問題ばかりです。実はこうしたカンタンなパズルをどんどん解くほうが、より脳を活性化させることが科学的に証明されているのです。カンタンな問題をどんどん速く解くことで頭の回転力が高まり、脳の前頭前野（ぜんとうぜんや）をきたえることができます。**脳活性の効果が高い本書のパズル**で、脳の前頭前野（ぜんとうぜんや）をきたえることができますから、認知機能の向上が期待できます。

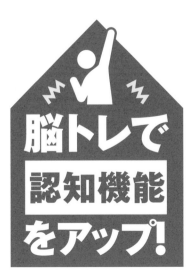

脳トレで認知機能をアップ!

本書のパズルを集中して解く

▼

脳の前頭葉（ぜんとうよう）の血流が増えて脳活性!

▼

注意力・記憶力・視空間認知力が向上

脳トレで脳の健康を守ろう！
前頭前野をきたえる習慣が大切

脳の機能低下は前頭前野の衰えが原因

「知っている人の名前がでてこない」「台所にきたのに何をしにきたのかわからない」そんな経験をしたことはありませんか。脳の機能は、実は20歳から低下しはじめることがわかっており、年をとりもの忘れが多くなるのは、自然なことです。ただ、脳の衰えに対して何もしなければ、脳の機能は下がっていくばかり。やがて社会生活を送ることが困難になっていきます。

脳の前頭前野が衰えていくと、思考力や判断力が低下して「他人との会話がうまく理解できない」「イライラを我慢できずキレやすくなる」などの症状がみられるようになります。

このように、前頭前野は「話す」「聞く」「判断する」「コミュニケーション」「行動や感情のコントロール」など、私たちが生活する上で全ての指令を出しているのです。

人間らしい生活に重要な「前頭前野」の働き

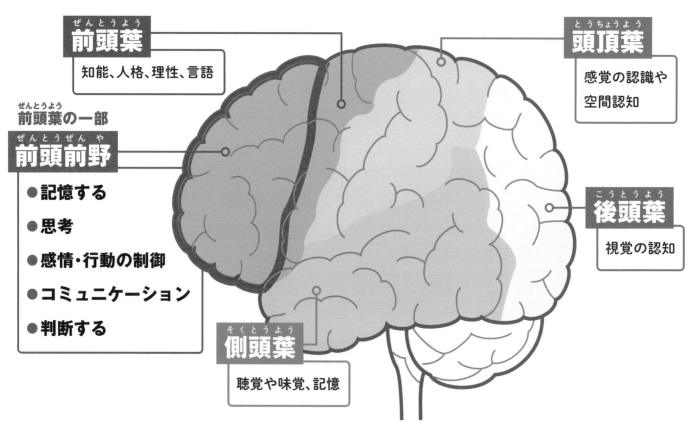

前頭葉（ぜんとうよう）
知能、人格、理性、言語

前頭葉の一部（ぜんとうよう）
前頭前野（ぜんとうぜんや）
- 記憶する
- 思考
- 感情・行動の制御
- コミュニケーション
- 判断する

頭頂葉（とうちょうよう）
感覚の認識や空間認知

後頭葉（こうとうよう）
視覚の認知

側頭葉（そくとうよう）
聴覚や味覚、記憶

何歳でも脳トレで認知機能が向上する

脳を正しくきたえて前頭前野を活性化!

歳をとれば体の働きが低下するのと同様に、脳の働きも低下していきます。しかし何もしないで歳をとるのは賢くありません。脳の健康を保つための習慣を身につければ、歳をとってもいきいきと暮らすことができるのです。

私たちの研究では、どの年代であっても脳をきたえると脳の認知機能が向上することが証明されています。

体の健康のために体を動かすのと同様に、脳を正しくきたえることでその低下を防ぎ、活発に働くように保つことができるのです。特に有効な作業が、違いを見分けるイラスト間違い探しや仲間はずれ探しのようなイラストパズル、そして文字の間違い探しです。

本書に直接書き込み脳をきたえましょう

ではテレビを見たり、スマホを使ったりするときの脳はどうでしょうか? 実は脳の前頭前野はほとんど使われていません。パソコンやスマホで文字や文章を入力する際は、画面に出てくる漢字の候補を選択するだけですから、漢字を書く手間も思い出す手間もいらないので、脳を働かせていないわけです。

鉛筆やペンを手に持ち、頭を働かせながら誌面に直接書きこみ、脳をきたえていきましょう。

イラスト間違い探しでは細部の違いを見分けるための注意力と集中力や、目の前の様々な視覚情報を正しく把握し処理することで視空間認知力をきたえていきます。また、文章や文字の間違い探しでは正しい字を思い出す記憶力をきたえます。

毎日10〜15分でいいですから、脳の健康を守ることを習慣づけましょう。

脳トレの効能

間違い探し	▶ 注意力・視空間認知力
文字パズル	▶ 記憶力・認知力

パズルで遊びながら脳力アップ!

　各問題はどんな脳力をきたえるのか、「注意力」「視空間」「記憶力」「認知力」のマークを誌面上部にのせています。「この問題は注意力に効く」というように、何に効くのか意識しながら集中して取り組みましょう。

注意力・視空間認知力UP

　イラスト間違い探し、仲間はずれ探しなど、細かな違いを見分ける「注意力」「集中力」、目で見た情報を処理する「視空間認知力」をきたえます。

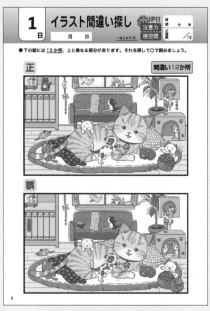

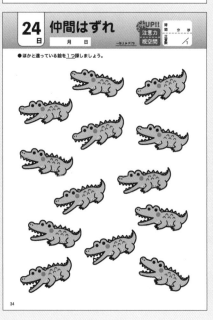

記憶力・認知力UP

　昔習った漢字や言葉を思い出す「記憶力」(思い出す力)や、「認知力」をきたえます。

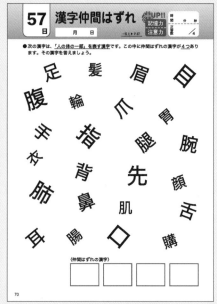

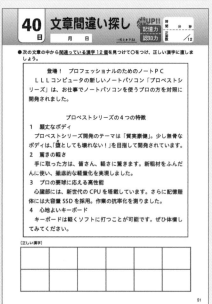

「働く脳」になる3つのポイント

❶ 速く解く～頭の回転力が向上

　脳トレ最大のポイントは「とにかく速く解く」です。間違えないようにじっくり慎重にやることはおすすめしません。自分の限界の速さで**パッパッパッと猛スピードで解く**ことにより、脳の情報処理速度が上がっていくからです。脳トレは学校のテストとは違い、間違いは特に問題ではありません。全力で素早く解いていきましょう。

❷ 短い時間で全力集中!

　脳トレに慣れると、「長い時間やったほうが脳にいい」「たくさんやるほどいい」と思うかもしれません。しかしそれは間違いです。全力の速さで解くことは**脳を最大限働かせている状態**ですから、30分や1時間もやると集中力が切れ、だらだらやり続けることになります。10～15分以内、短時間集中型で取り組みましょう。

❸ 毎日の日課に。作業時間を記録する

　気が向いたときにやる、2～3日ごとにやるのでは脳トレの効果は全く発揮されません。短時間で**毎日、集中して脳を動かす習慣がとても重要**です。同じ問題で「かかった時間」が徐々に短くなっているかどうか、チェックしてみましょう。記録することで毎日の日課として習慣づけることができますよ。

1日 イラスト間違い探し

月　日

UP!!
注意力
視空間

時間　　分　　秒

正答数 ／12

→答え▶ P.74

●下の絵には**12か所**、上と異なる部分があります。それを探して○で囲みましょう。

正

間違い12か所

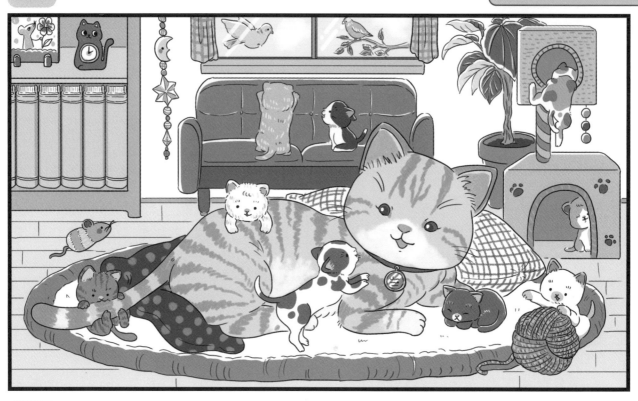

誤

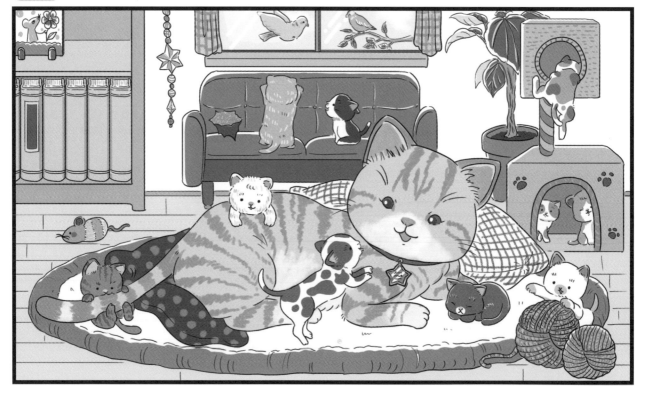

脳UP!!
注意力
視空間

→答え▶ P.74

時間　　分　秒
正答数　／11

●右の絵には **11か所**、左と異なる部分があります。それを探して○で囲みましょう。

間違い11か所

正

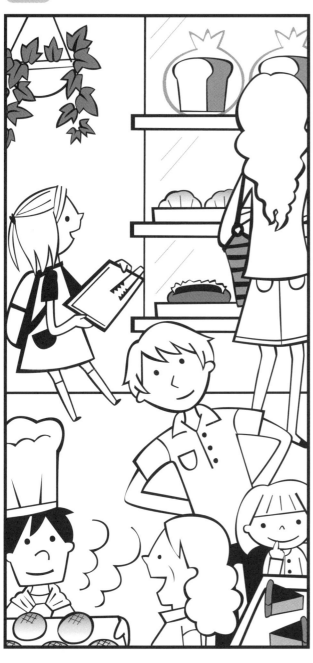

誤

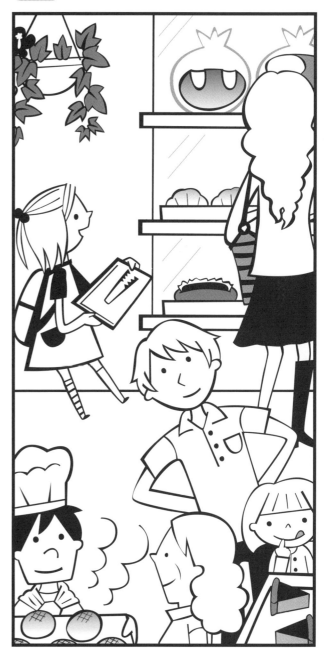

イラスト間違い探し

UP!!
注意力
視空間

→答え▶ P.74

時間　　分　秒
正答数　／19

●右の絵には <u>19 か所</u>、左と異なる部分があります。それを探して〇で囲みましょう。

正

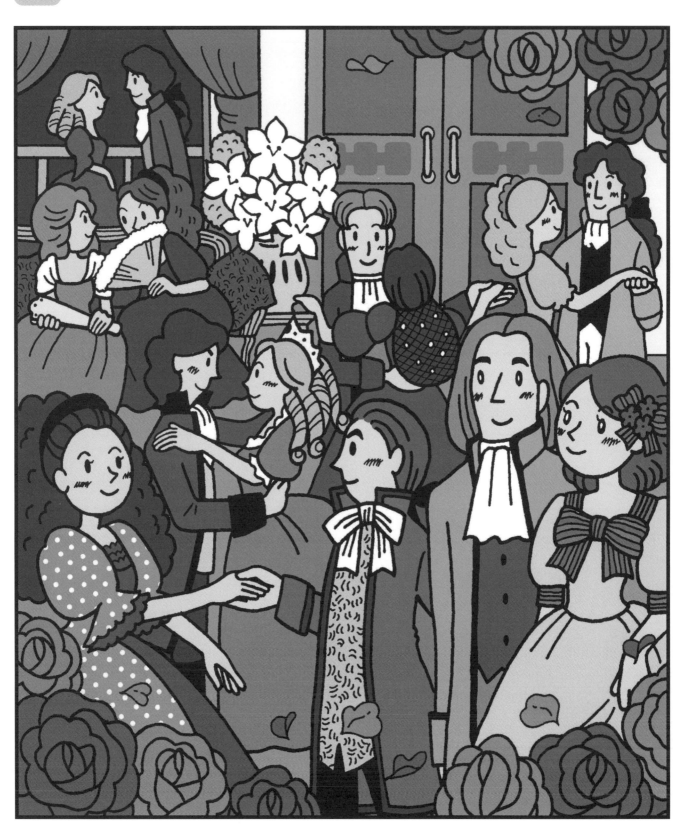

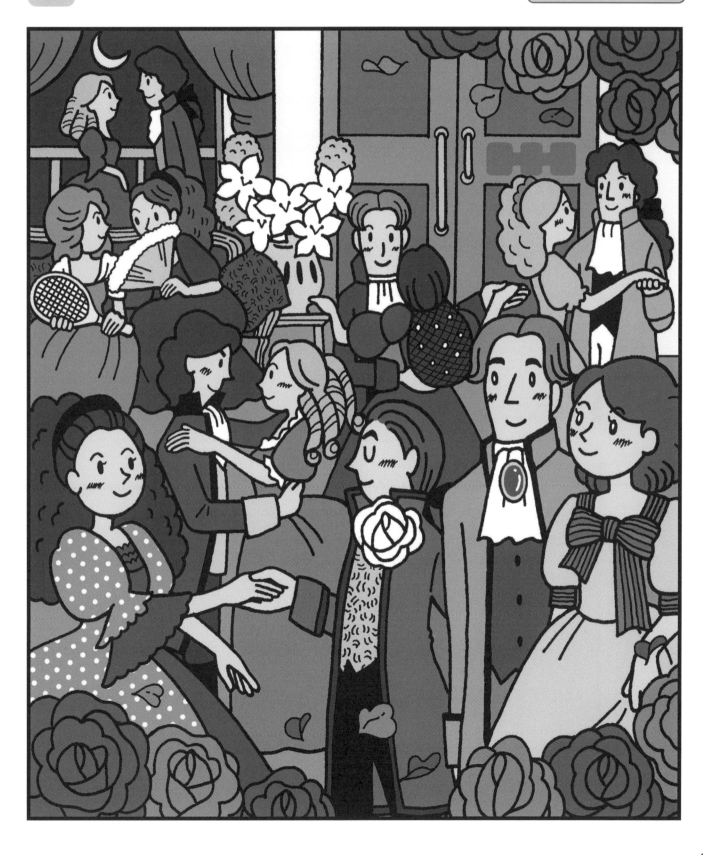

4
日

鏡絵間違い探し

月　日

注意力
視空間

UP!!

→答え▶ P.74

時間　　分　　秒

正答数　／4

● 下の絵は、上の絵を鏡に映したように左右反転しています。上の絵と異なる<u>4か所</u>を
〇で囲みましょう。

間違い4か所

正

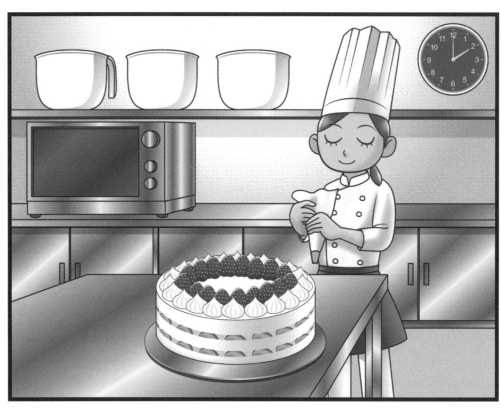

誤

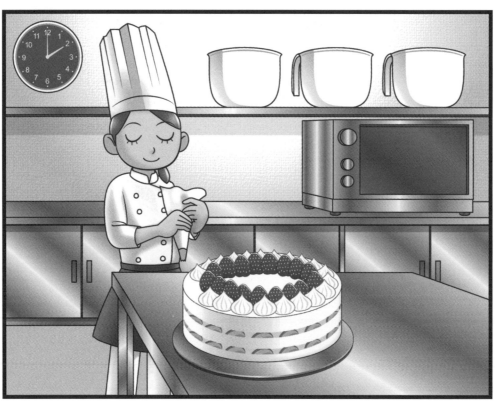

5 日 トランプ間違い探し

月　日

🧠UP!!
注意力
視空間

→答え▶ P.75

時間　　分　　秒
正答数　　／6

●下のトランプには、上と異なる**6か所**の間違いがあります。探して○で囲みましょう。

間違い**6か所**

正

誤

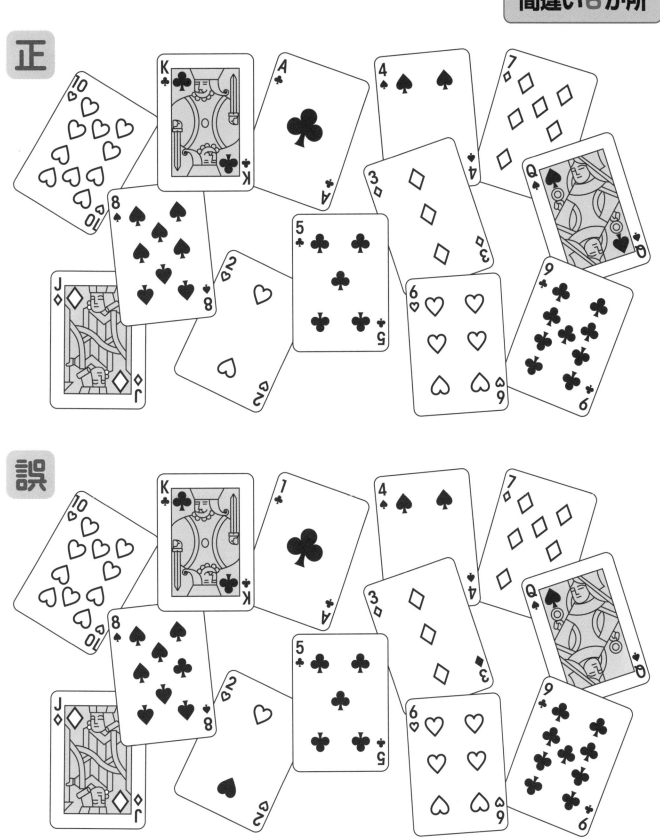

仲間はずれ

月　日

→答え▶ P.75

UP!!
注意力
視空間

時間　　分　　秒
正答数　／1

● ほかと違っている絵を1つ探しましょう。

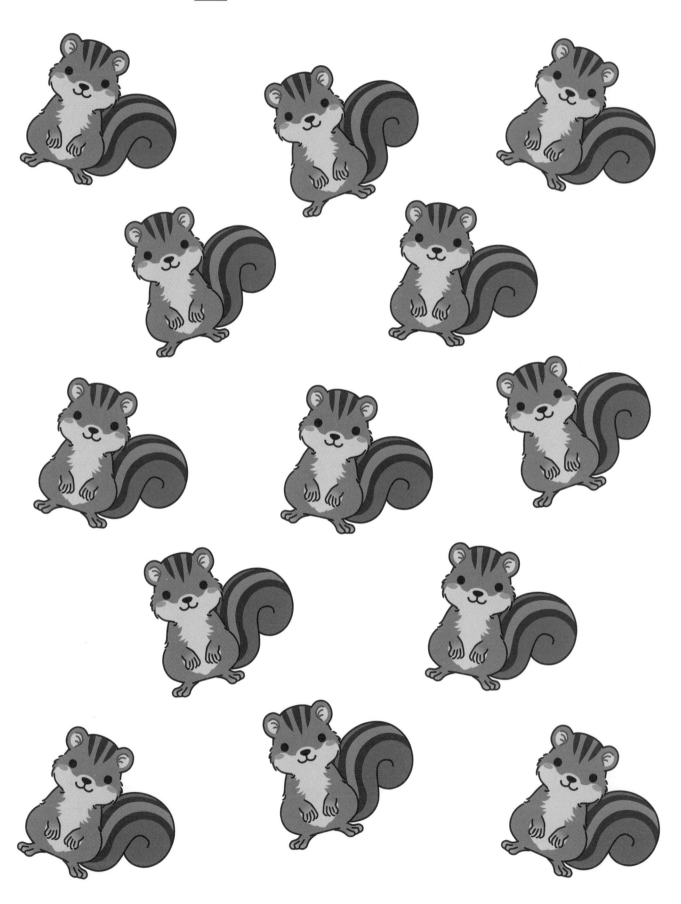

漢字絵間違い探し

UP!!
注意力
視空間

月　日

→答え▶ P.75

時間　　分　　秒
正答数　／7

●「玉で遊ぶ猫」がテーマの漢字絵です。この中に、<u>周囲と違う漢字が7つ</u>まざっていますので、それを探して〇で囲みましょう。

間違い7か所

```
                                          尾尾尾尾
                                          尾尾尾尾尾
                      猫猫猫猫猫猫猫猫         尾尾毛尾尾
            耳耳        猫猫猫猫猫猫猫猫猫         尾尾尾
            耳耳耳       猫猫猫猫猫猫猫猫猫猫猫       尾尾尾尾
            耳耳耳耳耳      猫猫猫猫猫猫猫猫猫猫猫猫猫       尾尾尾
    耳耳耳耳       耳耳耳耳耳    猫猫猫猫猫猫猫猫猫猫猫猫猫猫猫      尾尾尾
    耳目耳耳耳耳      耳耳猫猫猫猫猫猫猫猫猫猫猫猫猫猫猫      尾尾尾
    耳耳耳耳耳猫猫猫猫猫猫猫猫猫猫猫猫猫猫猫猫猫猫      尾尾尾
      耳耳耳猫猫猫猫猫猫猫猫猫猫猫猫猫猫猫猫猫猫猫猫
      耳猫猫猫猫猫猫猫猫猫猫猫猫猫猫猫猫猫猫猫猫猫猫
      猫猫猫猫猫猫猫猫猫猫猫猫猫猫猫猫猫猫猫田猫猫猫猫
      猫    目  猫猫    目  猫猫猫猫猫猫猫猫猫猫猫猫猫猫
      猫    目    猫猫    目  猫猫猫猫猫猫猫猫猫猫猫猫猫
      猫猫猫猫猫猫猫猫猫猫猫猫猫猫猫猫猫猫猫猫猫猫猫
      猫猫猫猫猫猫猫猫猫猫猫猫猫猫猫猫猫猫猫猫猫猫
      猫猫猫猫猫猫猫猫猫猫猫猫猫猫      猫猫猫猫猫猫猫猫
        猫猫猫猫猫猫猫猫苗猫猫猫        猫猫猫猫猫猫猫
        猫猫猫猫猫猫猫猫猫猫            猫猫猫猫猫猫
          猫猫猫        猫猫猫猫          猫猫猫      猫猫猫
        猫猫猫猫        猫猫猫猫          猫猫猫      猫猫猫
        猫猫猫猫        猫猫猫猫          猫猫猫    猫猫猫
        猫猫猫猫      猫猫猫猫猫          猫猫猫    猫猫猫
      猫猫猫猫        猫猫猫猫猫          猫猫猫    猫猫猫
      猫猫猫        猫猫            猫猫猫    猫猫猫
              猫猫猫        猫猫猫猫      猫猫猫猫
              猫猫        猫猫猫      猫猫猫
  玉玉玉玉玉玉
  玉玉玉玉玉玉玉玉
  玉玉玉玉玉玉玉玉玉玉
  玉玉玉玉玉玉玉玉玉玉玉玉        糸糸
  玉玉玉玉玉玉玉玉玉玉玉玉        糸糸        糸糸糸糸
  玉玉玉玉玉玉玉玉玉玉玉玉      糸糸      糸糸糸糸糸糸
  玉玉玉玉玉玉玉玉玉玉玉玉      糸糸      糸糸    糸糸
  玉玉玉多玉玉玉玉玉玉玉        糸糸    系糸    糸糸糸
  玉玉玉玉玉玉玉玉玉玉玉玉        糸糸    糸糸糸糸  糸糸糸
  玉玉玉玉玉玉玉玉玉玉        糸糸    糸糸糸      糸糸
  玉玉玉玉玉玉玉玉        糸糸      糸糸      糸  玉玉玉玉
  玉玉玉玉玉玉        糸糸      糸糸      玉玉玉玉玉玉
              糸糸      糸糸      玉玉玉玉玉玉
          糸糸          糸糸    玉玉玉玉玉玉
            糸糸          糸糸    玉玉玉玉五玉
            糸糸          糸糸    玉玉玉玉
          糸糸糸糸糸糸糸糸糸
```

イラスト間違い探し

UP!!

注意力

視空間

月　　　日

→答え▶ P.75

時間　　分　　秒

正答数　　／10

● 下の絵には **10か所**、上と異なる部分があります。それを探して〇で囲みましょう。

正

間違い10か所

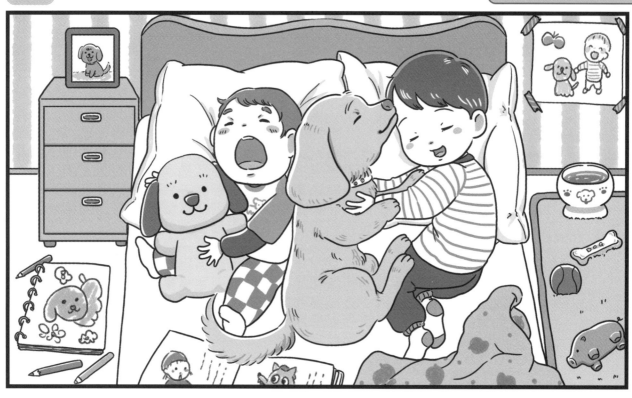

誤

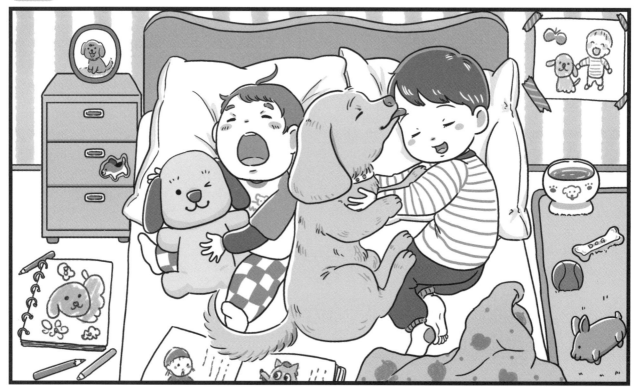

9日 仲間はずれ

月　日

UP!!
注意力
視空間

時間　　分　　秒
正答数　　／1

→答え▶ P.76

●ほかと違っている絵を1つ探しましょう。

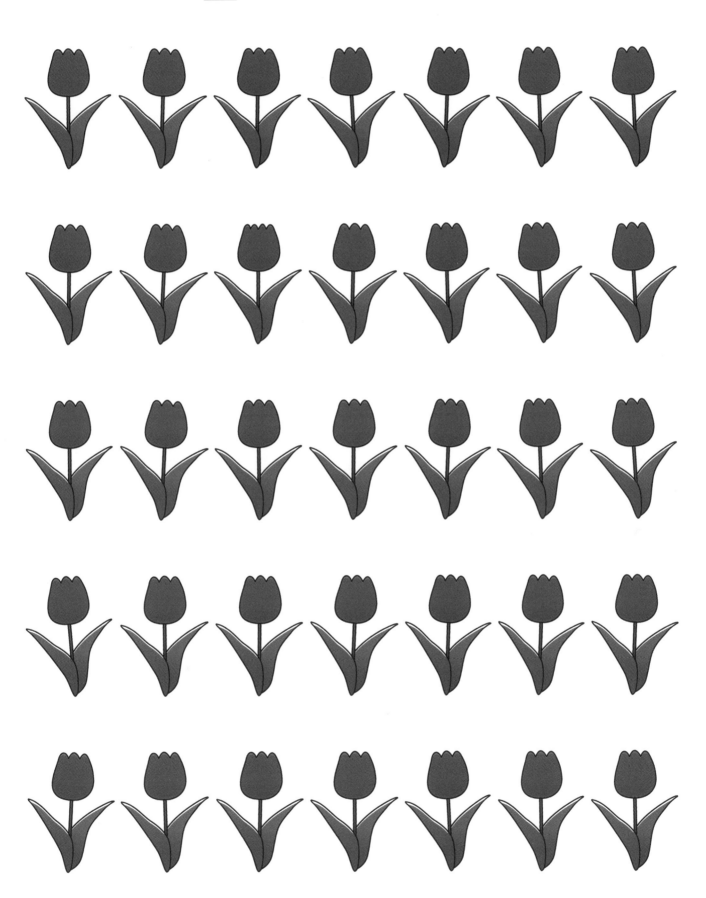

UP!!
注意力
視空間

→答え▶ P.76

時間　　分　　秒

正答数　　／3

● マフラー、帽子、手袋。それぞれ1つずつほかと違う絵を探しましょう。

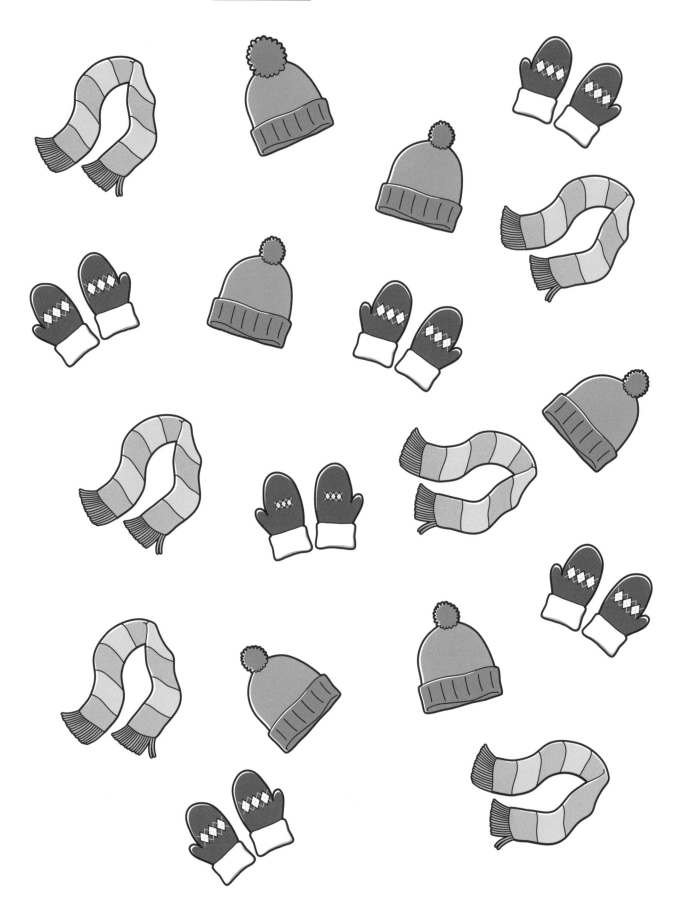

漢字間違い探し

月　日

→答え▶ P.76

UP!!
注意力
視空間

時間　　分　　秒
正答数　／2

●違う漢字が1つだけまざっています。それを探して○で囲みましょう。

1

項	項	項	項	項	項	項	項
項	項	項	項	項	項	項	項
項	項	項	項	項	項	項	項
項	項	項	項	項	項	項	項
項	項	頃	項	項	項	項	項
項	項	項	項	項	項	項	項

2

輸	輸	輸	輸	輸	輸	輸	輸
輸	輸	輸	輸	輸	輸	輸	輸
輸	輸	輸	輸	輸	輸	輸	輸
輸	輸	輸	輸	輸	輸	輸	輸
輸	輪	輸	輸	輸	輸	輸	輸
輸	輸	輸	輸	輸	輸	輸	輸

12日 イラスト間違い探し

月　日

注意力
視空間

UP!!

時間　　分　　秒
正答数　　／20

→答え▶ P.76

●右の絵には **20か所**、左と異なる部分があります。それを探して○で囲みましょう。

正

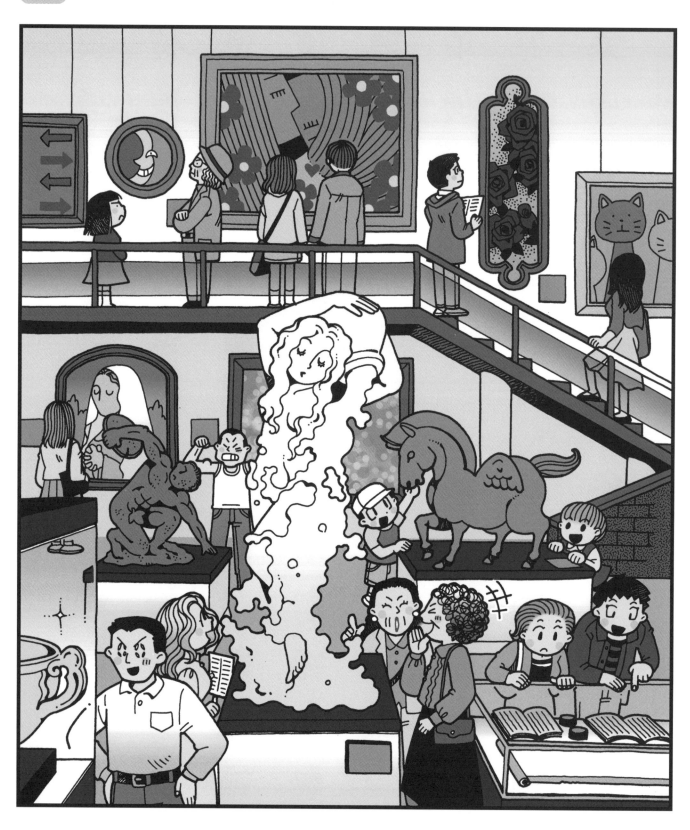

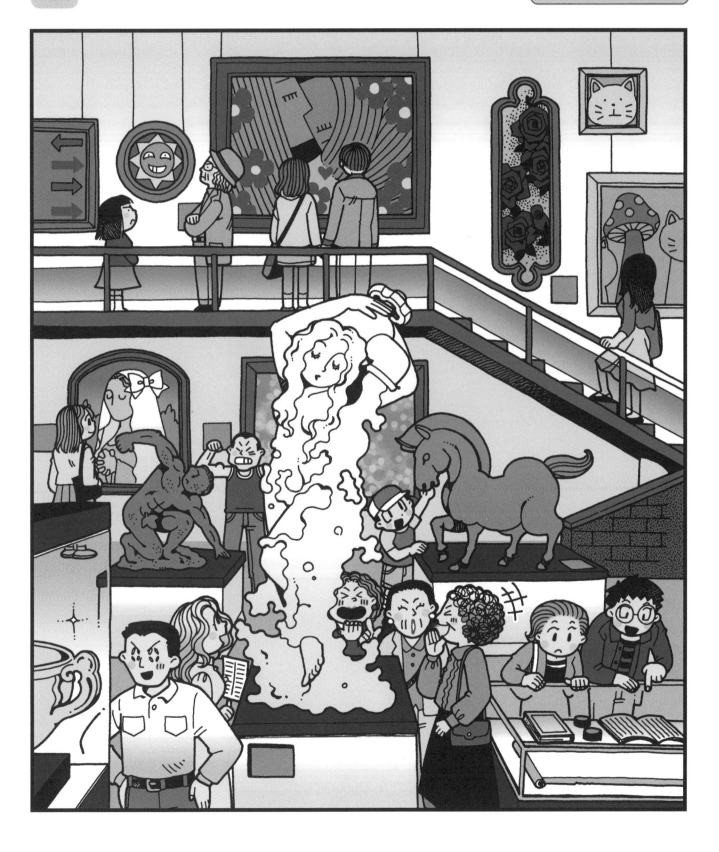

13日 イラスト間違い探し

月　日

UP!!

注意力

視空間

→答え▶ P.77

時間　　分　　秒

正答数　／5

●下の絵には5か所、上と異なる部分があります。それを探して〇で囲みましょう。

正

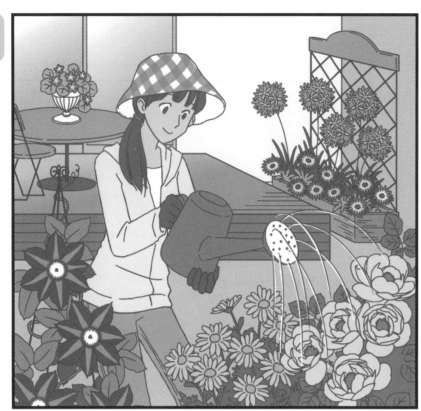

間違い5か所

誤

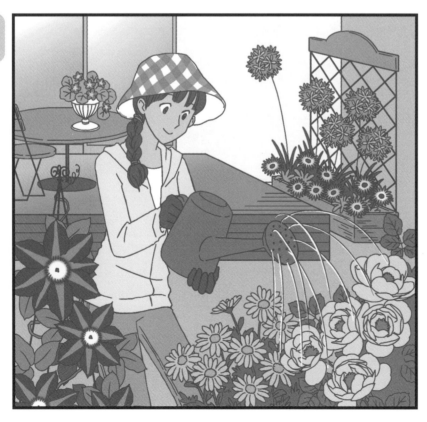

→答え▶ P.77

数字絵間違い探し

→答え▶ P.77

UP!!

注意力
視空間

時間	分	秒
正答数		／6

●「うさぎ」の数字絵です。下の絵には、上と違う数字が6か所あります。探して○で囲みましょう。

正

間違い6か所

誤

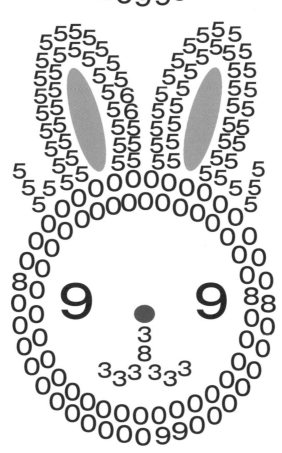

15日 違うトランプ

月　日

 UP!!

注意力
視空間

時間　　分　秒
正答数　／1

→答え▶ P.77

●次の絵の中に<u>1つ</u>だけ違うトランプがあります。それを探して〇で囲みましょう。

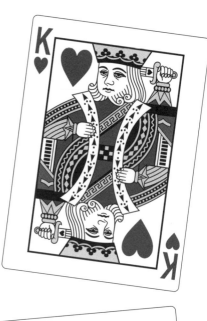 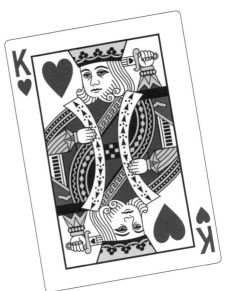 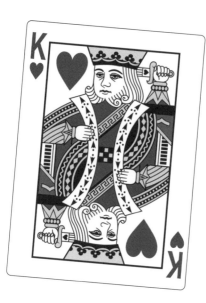

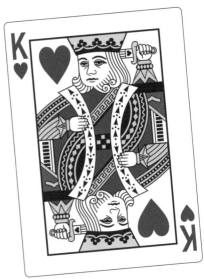 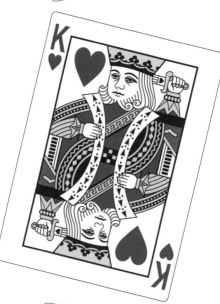 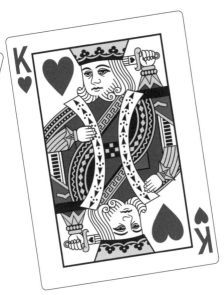

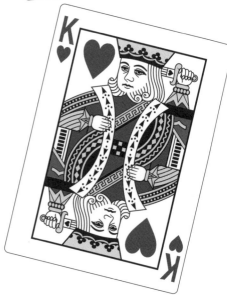 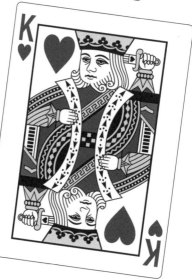 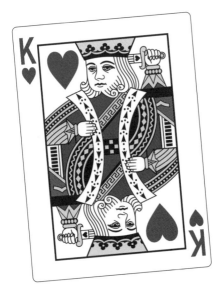

● 次の文章の ── 部の漢字を、正しい漢字に直しましょう。

7月22日　日曜日　晴れ

　午前中は、妻と一緒に短歌の会に出席。まずは、いつも通り、メンバー①格自の持ち寄った自作の歌を②争互に③比評した。今回、私の作はどれもなかなか④評伴がよく、密かに鼻を高くする。

　その後、特別ゲストとして参加された大学の文学部の先生を交え、⑤投論会が行われた。「短歌における⑥象頂の役割」という、なかなか難しいテーマだったが、自分も含め、皆、活発に発言した。有意⑦議な意見交⑧喚ができたと感じた。

　帰宅後は、自室の片づけ。この家に引っ越して来てから半月になるが、まだなかなか片⑨着かない。

　夜、少しゆったりした気分だったので、息子に電話をしてみた。勉強もアルバイトも頑張っているようで安心。ただ、食事がコンビニの弁当や外食ばかりになっているとのこと。⑩営養のバランスに⑪流意し、たまには自⑫吹もするよう、アドバイスした。

【①～⑫の正しい漢字】

①	②	③	④	⑤	⑥

⑦	⑧	⑨	⑩	⑪	⑫

17日

昭和イラスト
間違い探し

月　日

→答え▶ P.77

UP!!
注意力
視空間

時間　　分　秒
正答数　　／10

●下の絵には 10か所、上と異なる部分があります。それを探して〇で囲みましょう。

正 お正月に親戚が集まると、かるた遊びをすることが多くありました。いろはがるたや百人一首など、さまざまな種類があります。

間違い10か所

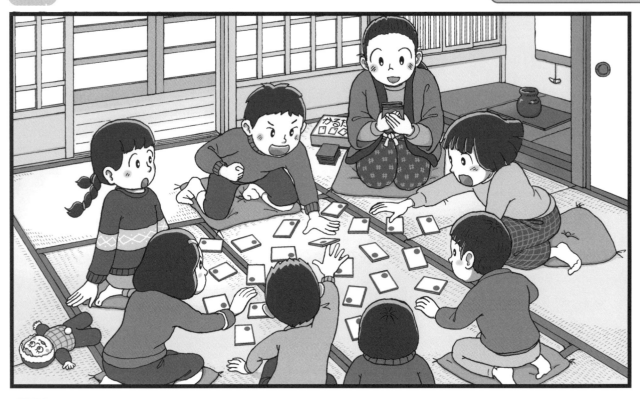

誤

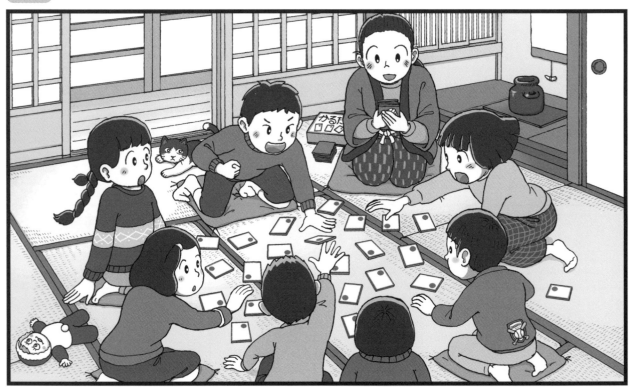

仲間はずれ

月　日

→答え ▶ P.78

UP!!
注意力
視空間

時間　　分　　秒

正答数　　／2

●次の絵の中に、<u>それぞれ1つだけ違うもの</u>があります。それを探し、○で囲みましょう。

1

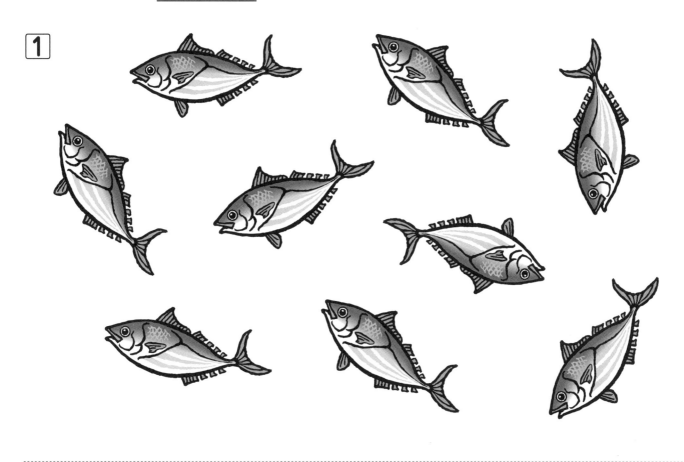

2

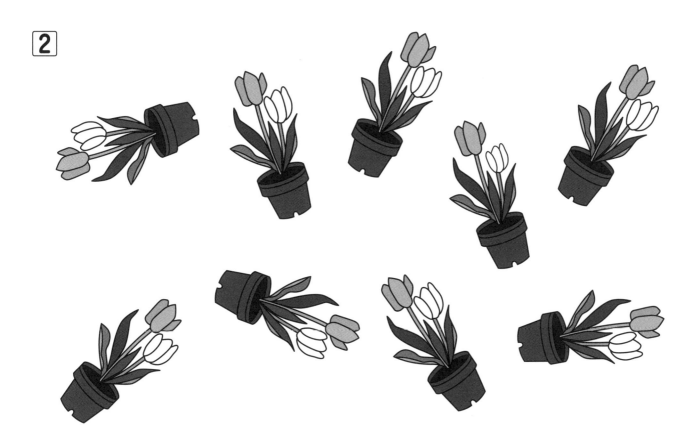

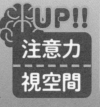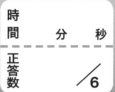

注意力
視空間

時間　　分　秒

正答数　／6

→答え▶ P.78

●上と違っているものを下から6つ探し、〇で囲みましょう。

正

間違い6か所

た	館	Ａ	ロ	頭	き	♪	男	額
駅	ほ	$	覚	ケ	ナ	み	も	観
や	建	ら	キ	✳	3	％	む	論
夏	雨	レ	Ｄ	シ	紅		時	

誤

た	館	Ａ	ロ	頭	き	♪	勇	額
駅	は	$	覚	k	ナ	み	も	観
や	建	ら	キ	✳	8	％	む	倫
夏	雨	し	Ｄ	シ	紅		時	

28

20日 イラスト間違い探し

月　日

注意力
視空間

UP!!

→答え▶ P.78

時間　　分　　秒

正答数　　／6

● 下の絵には6か所、上と異なる部分があります。それを探して○で囲みましょう。

間違い6か所

正

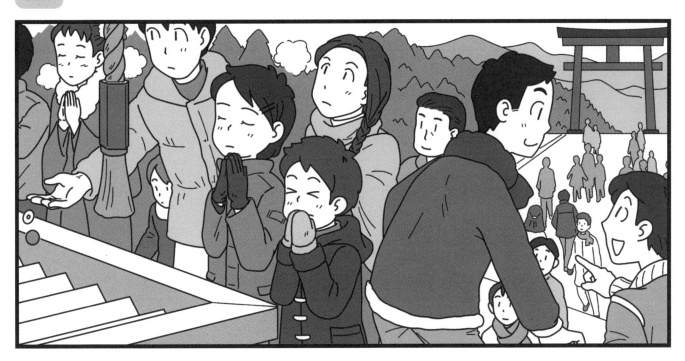

誤

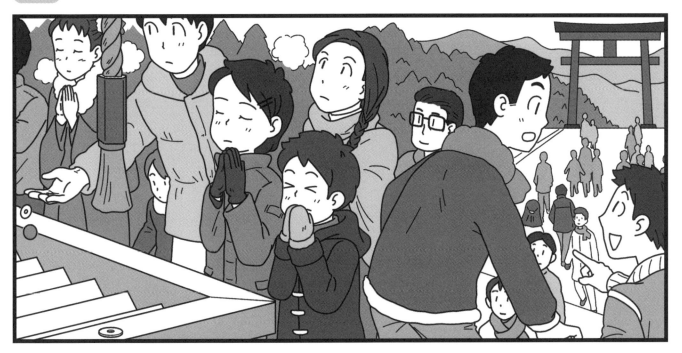

仲間はずれ

UP!!
注意力
視空間

時間　　分　　秒
正答数 ／1

→答え ▶ P.78

● ほかと違っている絵を 1 つ探しましょう。

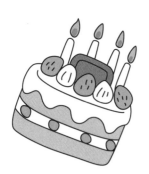
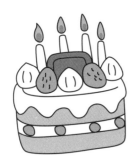
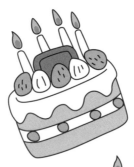
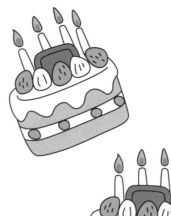
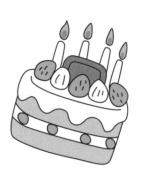
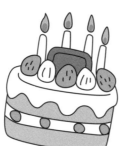
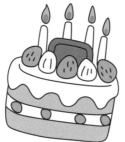
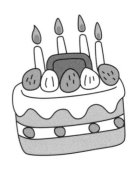
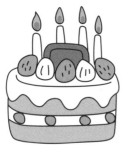
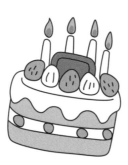
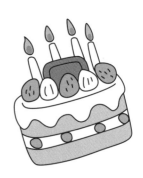
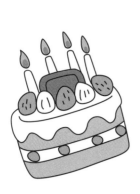
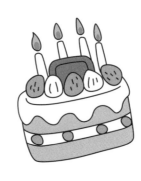
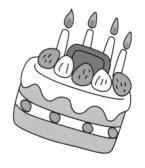

22日 地図間違い探し

月　日

→答え▶ P.79

UP!!
注意力
視空間

時間　　分　　秒
正答数　／7

● 下の地図には**7か所**、上と異なる部分があります。それを探して○で囲みましょう。

正

間違い7か所

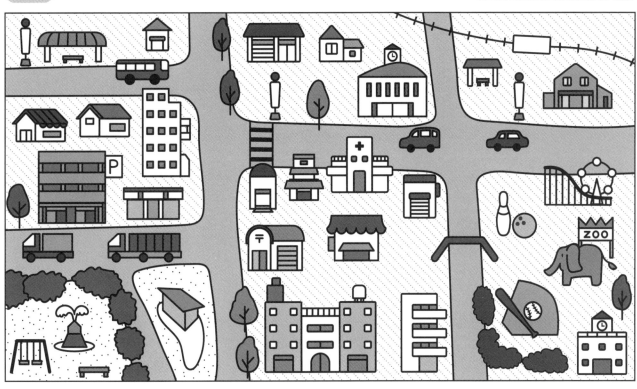

誤

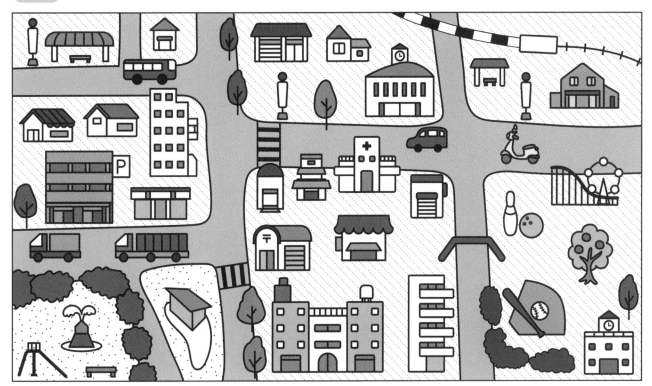

23日 イラスト間違い探し
月　日

注意力 | 視空間
UP!!

→答え▶ P.79

時間　　分　　秒
正答数　／20

●右の絵には **20か所**、左と異なる部分があります。それを探して〇で囲みましょう。

正

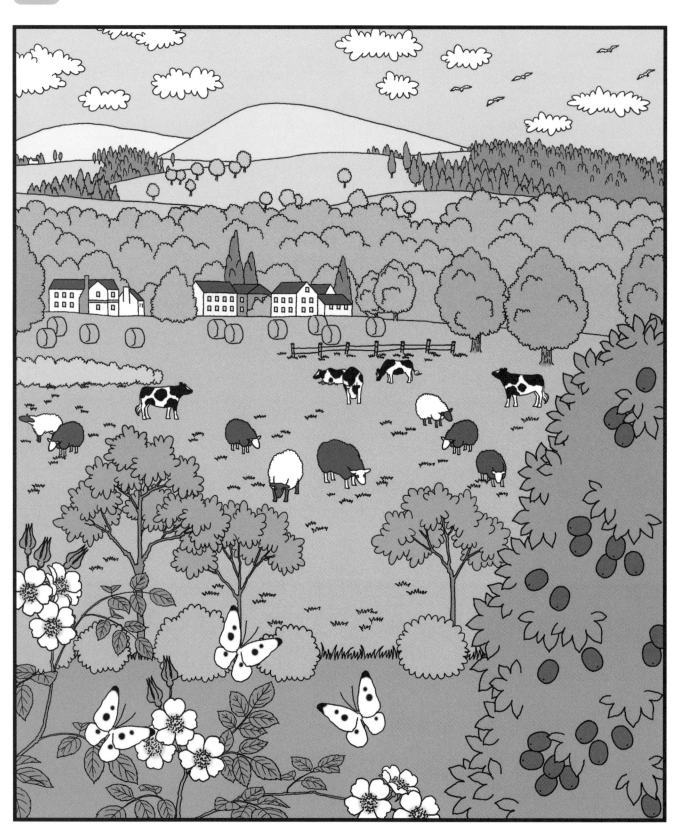

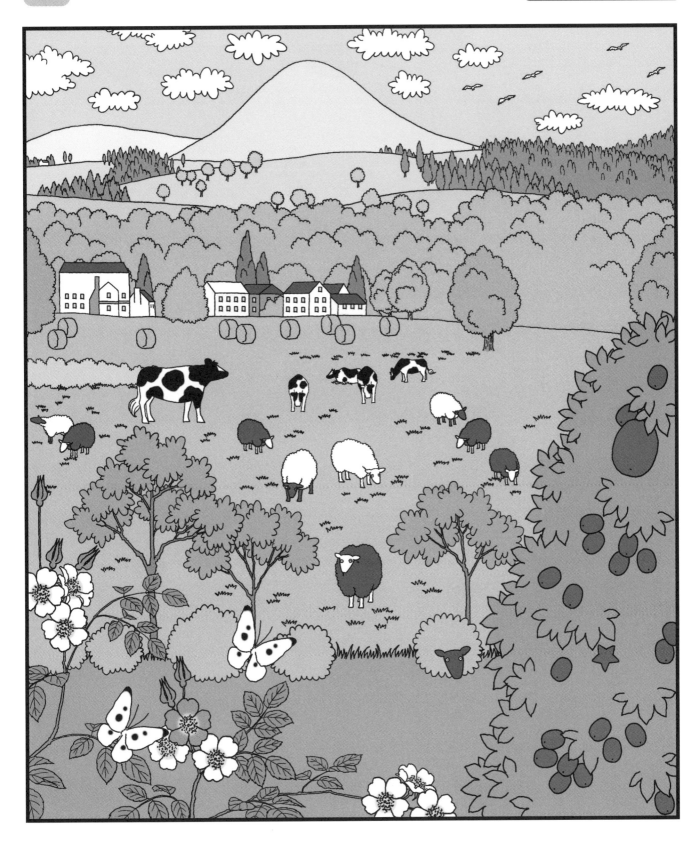

→答え ▶ P.79

●ほかと違っている絵を<u>１つ</u>探しましょう。

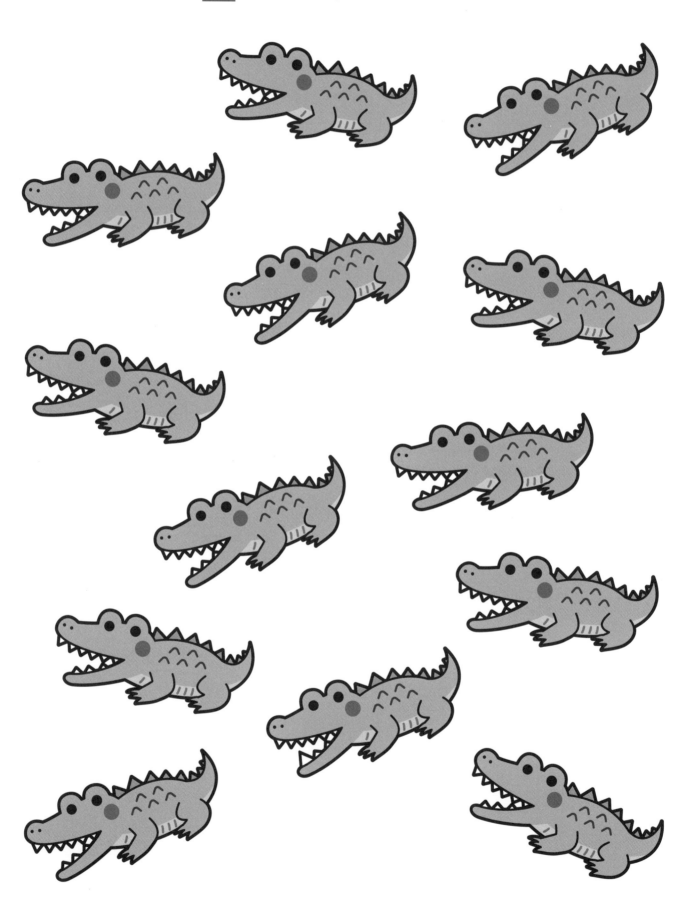

25
日

使わないピース

月　日

UP!!
注意力
視空間

→答え▶ P.79

時間　　分　　秒
正答数　／1

●上の絵をつくるのに、使わないピースはどれでしょう？

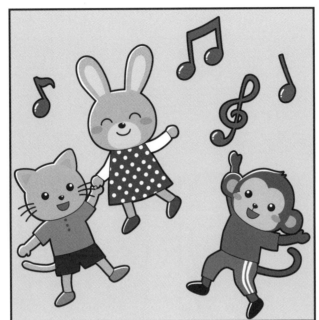

使わない
ピース

あ

え

う

い

お

イラスト間違い探し

月　日

UP!!
注意力
視空間

→答え▶P.80

時間　　分　　秒
正答数　　／13

●右の絵には13か所、左と異なる部分があります。それを探して○で囲みましょう。

間違い13か所

正

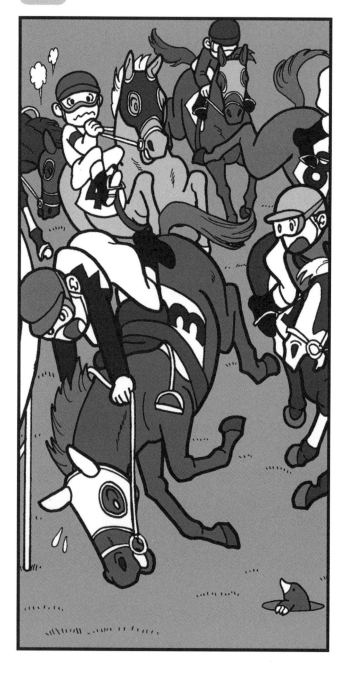

誤

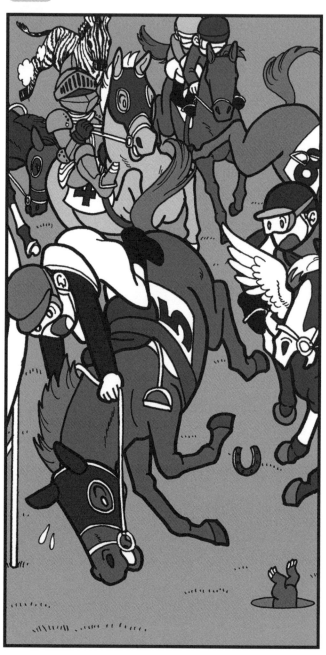

27日 漢字仲間はずれ

月　日

記憶力
注意力

UP!!

→答え▶P.80

時間　　分　　秒
正答数　／4

●次の漢字は、「色」を表す漢字です。この中に仲間はずれの漢字が4つあります。その漢字を答えましょう。

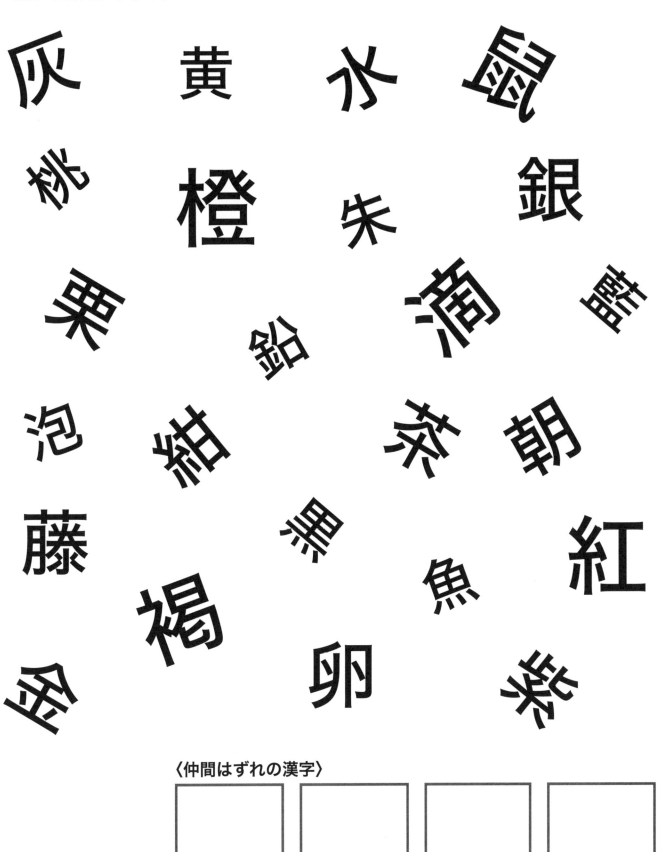

灰　黄　水　鼠

桃　　朱　銀

橙　　　　　鱗

栗　　鉛　滴　朝

泡　紺　茶　黒

藤　　　　　紅

　褐　　魚

　　　卵　　紫

陰

〈仲間はずれの漢字〉

28日 イラスト間違い探し

月　日

→答え ▶ P.80

UP!!
注意力
視空間

時間　　分　　秒
正答数 ／5

●下の絵には5か所、上と異なる部分があります。それを探して〇で囲みましょう。

正

間違い5か所

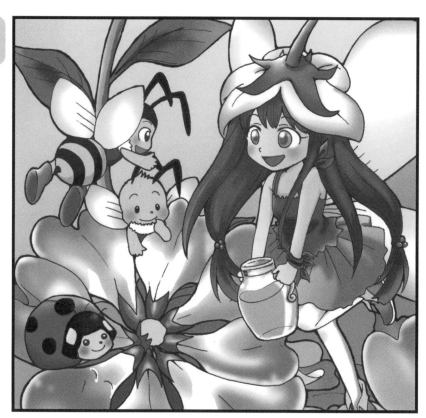

誤

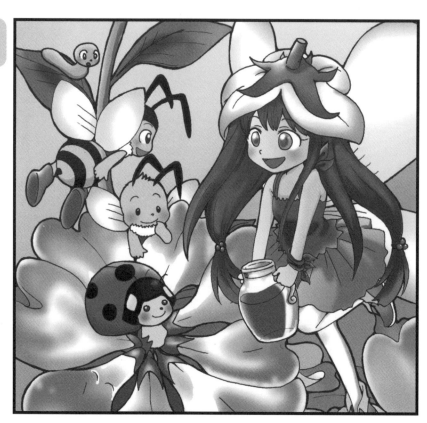

29日 トランプ間違い探し

月　日

注意力

視空間

UP!!

→答え▶ P.80

時間　　　分　　　秒

正答数 ／7

●下のトランプには、上と異なる**7か所**の間違いがあります。探して○で囲みましょう。

間違い7か所

正

誤

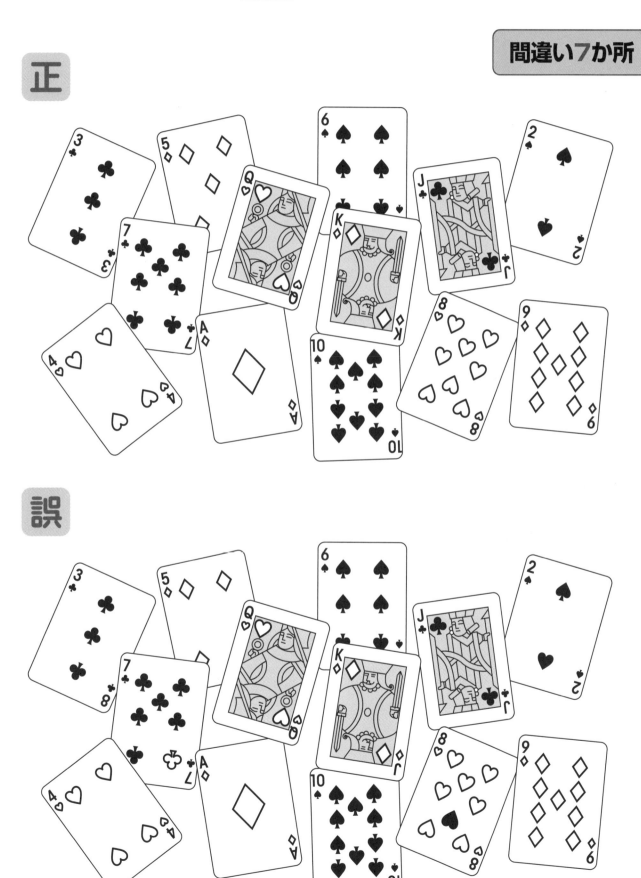

UP!!
注意力
視空間

→答え▶ P.80

時間　分　秒
正答数　／20

●右の絵には <u>20か所</u>、左と異なる部分があります。それを探して〇で囲みましょう。

正

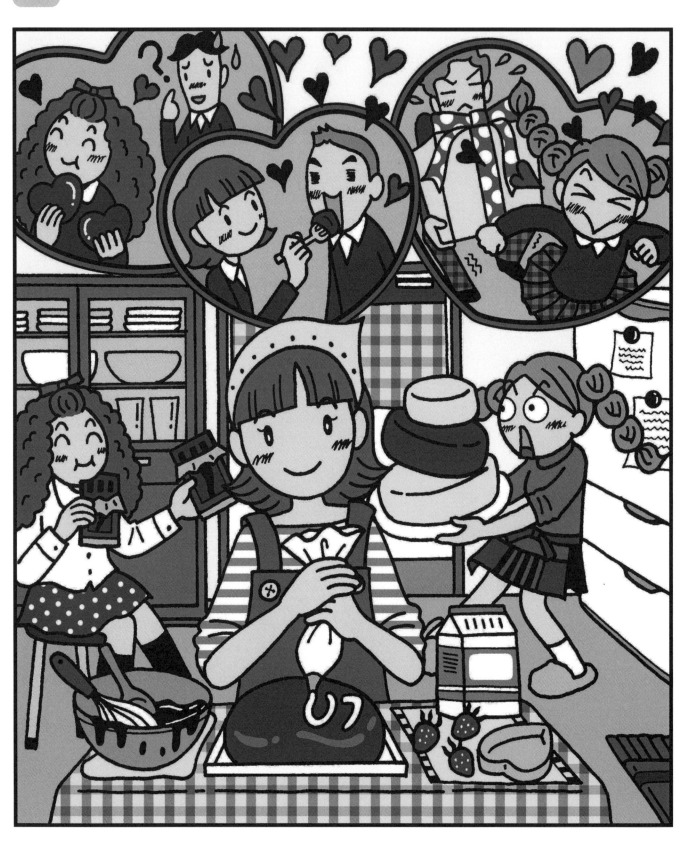

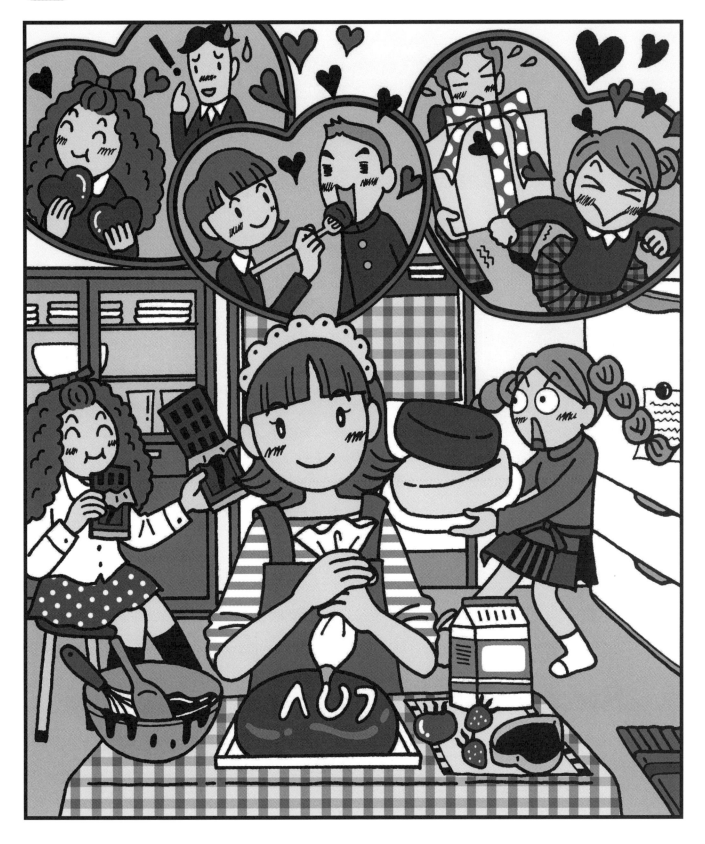

ばらばらケーキ

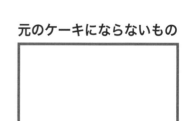

注意力
視空間

→答え ▶ P.81

時間　　　分　　　秒
正答数　／1

●元のケーキに<u>ならないもの</u>の記号を答えましょう。

元のケーキ

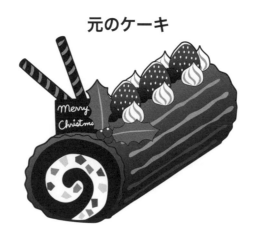

元のケーキにならないもの

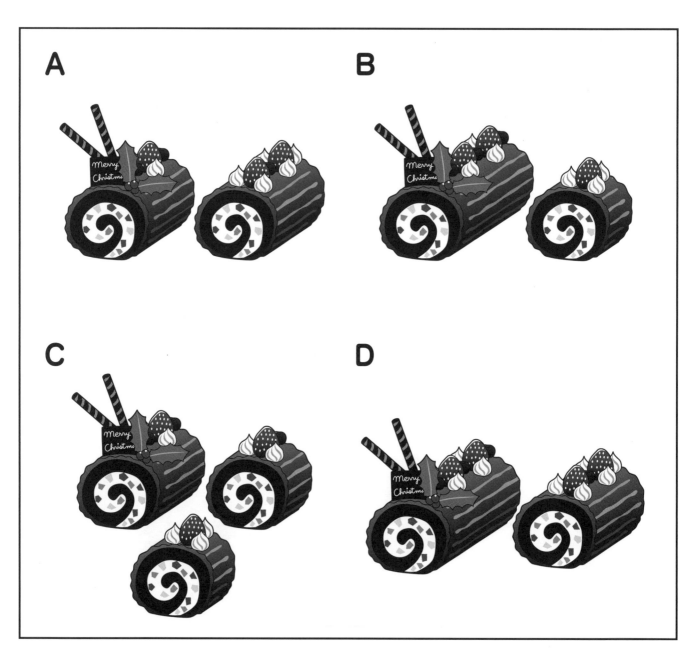

A

B

C

D

32日 漢字間違い探し

月　　日

注意力
視空間

→答え▶ P.81

UP!!

時間　　分　　秒
正答数　　／2

●違う漢字が1つだけまざっています。それを探して○で囲みましょう。

1

旬 旬 旬 旬 旬 旬 旬 旬
旬 旬 旬 旬 旬 旬 旬 旬
旬 旬 旬 旬 旬 旬 旬 旬
旬 旬 旬 旬 旬 旬 旬 旬
旬 旬 旬 旬 旬 旬 旬 旬
旬 旬 旬 旬 旬 旬 旬 旬

2

感 感 感 感 感 感 感 感
感 感 感 感 感 感 感 感
感 惑 感 感 感 感 感 感
感 感 感 感 感 感 感 感
感 憨 感 憨 感 感 感 感
感 感 感 感 感 感 感 感

仲間はずれ

月　日

→答え▶ P.81

UP!!
注意力
視空間

時間　　分　　秒
正答数　／1

● ほかと違っている絵を1つ探しましょう。

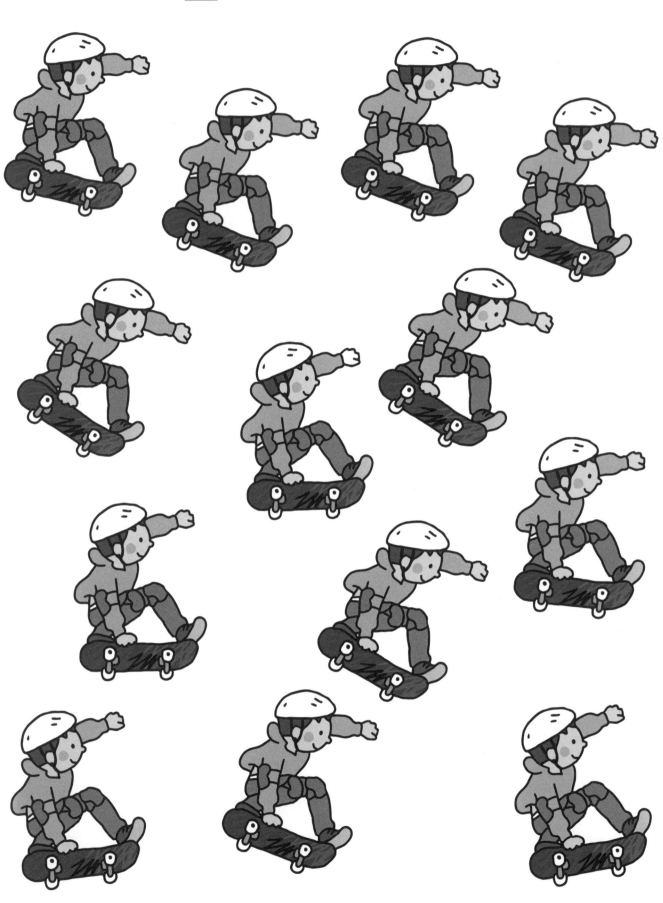

34 日 漢字絵間違い探し

月　日

注意力
視空間

UP!!

時間　　　分　　　秒

正答数　／8

→答え▶ P.81

●「ももたろう」がテーマの漢字絵です。この中に、周囲と違う字が8つまざっていますので、それを探して○で囲みましょう。

間違い8か所

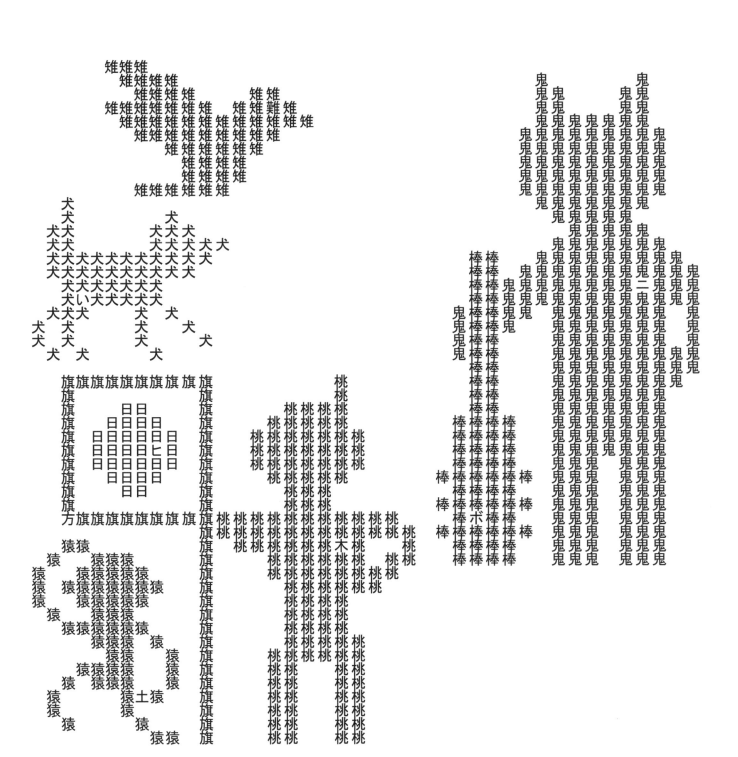

イラスト間違い探し

UP!!
注意力
視空間

→答え ▶ P.82

時間　　　分　　　秒

正答数　　／5

●下の絵には<u>5か所</u>、上と異なる部分があります。それを探して〇で囲みましょう。

正

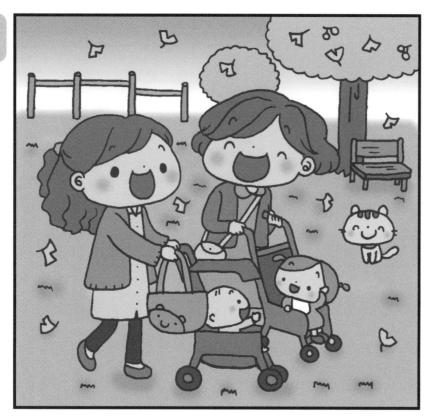

間違い5か所

誤

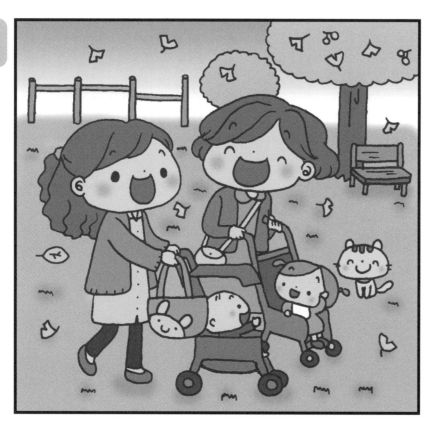

36日 イラスト間違い探し

月　日

UP!!
注意力
視空間

→答え▶ P.82

時間　　分　　秒
正答数　　／5

●下の絵には5か所、上と異なる部分があります。それを探して〇で囲みましょう。

正

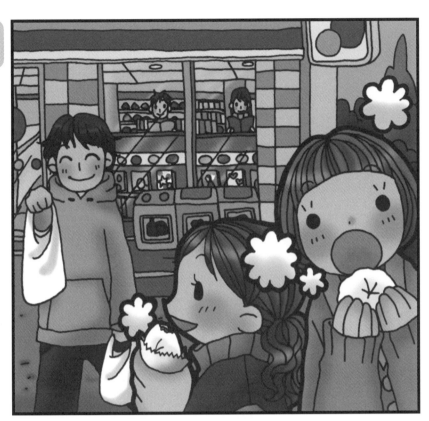

間違い5か所

誤

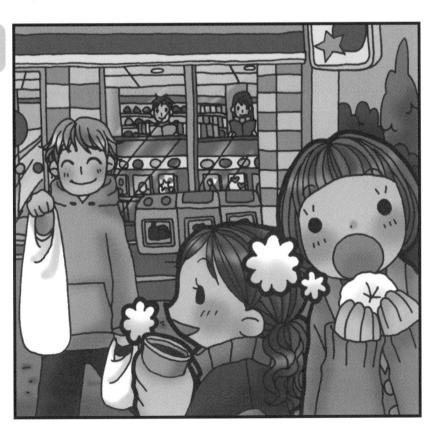

数字絵間違い探し

月　日

→答え▶ P.82

●「あひる」の数字絵です。下の絵には、上と違う数字が9か所あります。探して〇で囲みましょう。

間違い9か所

正

誤

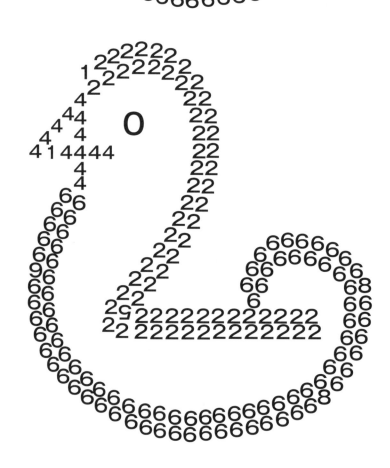

UP!! 注意力 視空間

時間　　分　　秒
正答数　／11

→答え▶ P.82

●右の絵には 11 か所、左と異なる部分があります。それを探して○で囲みましょう。

間違い11か所

正

誤

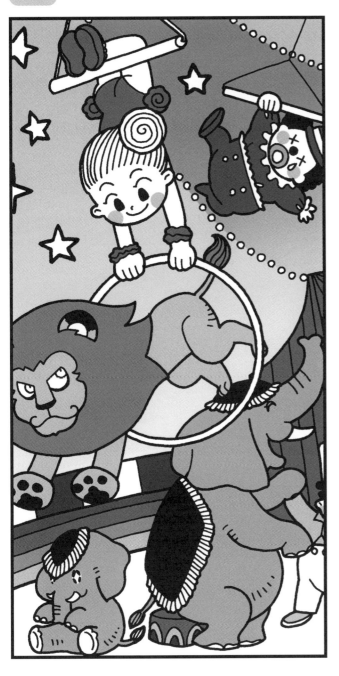

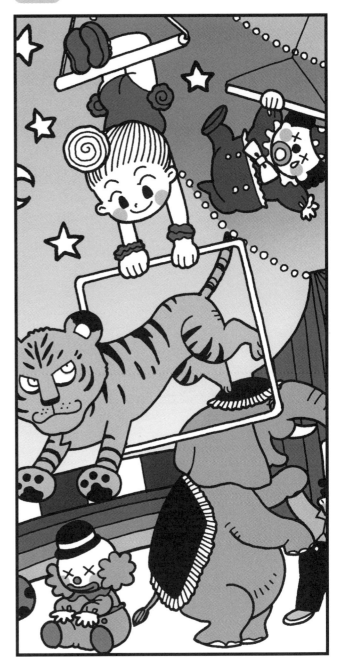

仲間はずれ

UP!!
注意力
視空間

→答え▶ P.83

時間　　分　　秒
正答数　／1

● ほかと違っている絵を 1 つ探しましょう。

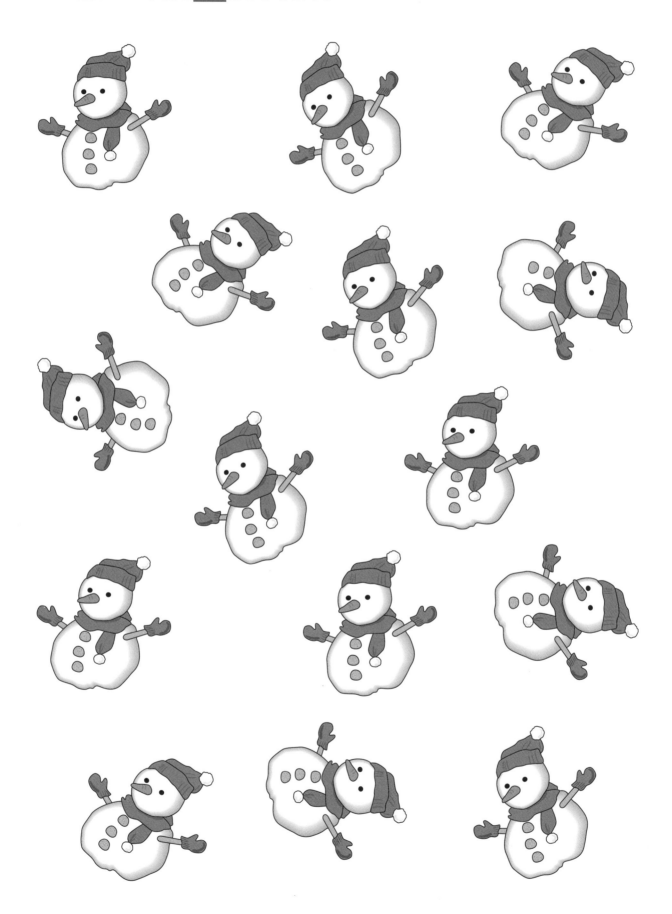

●次の文章の中から<u>間違っている漢字12個</u>を見つけて○をつけ、正しい漢字に直しましょう。

登場！　プロフェッショナルのためのノートＰＣ

ＬＬＬコンピュータの新しいノートパソコン「プロベストシリーズ」は、お仕事でノートパソコンを使うプロの方を対照に開発されました。

プロベストシリーズの４つの特徴

1　願丈なボディ

プロベストシリーズ開発のテーマは「質実豪健」。少し無骨なボディは、「堕（お）としても壊れない！」を目指して開発されています。

2　驚きの軽さ

手に取った方は、皆さん、軽さに驚きます。新粗材をふんだんに使い、撤底的な軽量化を実現しました。

3　プロの要球に応える高性能

心臓部には、新世代の CPU を塔載しています。さらに記憶賠体には大容量 SSD を採用。作業の抗率化を測りました。

4　心地よいキーボード

キーボードは軽くソフトに打つことが可能です。ぜひ体慣してみてください。

〔正しい漢字〕

51

41日 イラスト間違い探し

月　日

UP!!
注意力
視空間

→答え▶ P.83

時間　　分　　秒
正答数　　／18

●右の絵には <u>18 か所</u>、左と異なる部分があります。それを探して〇で囲みましょう。

正

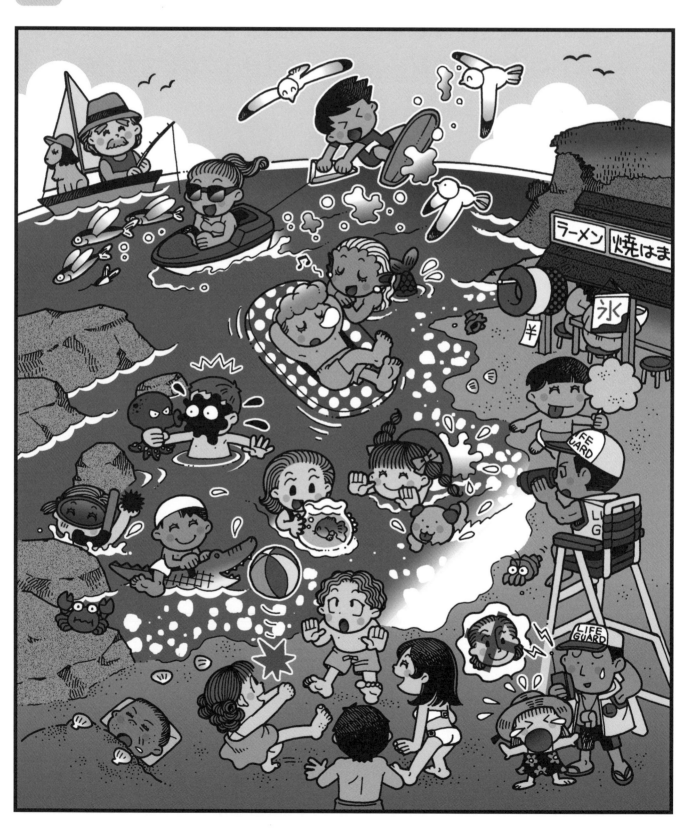

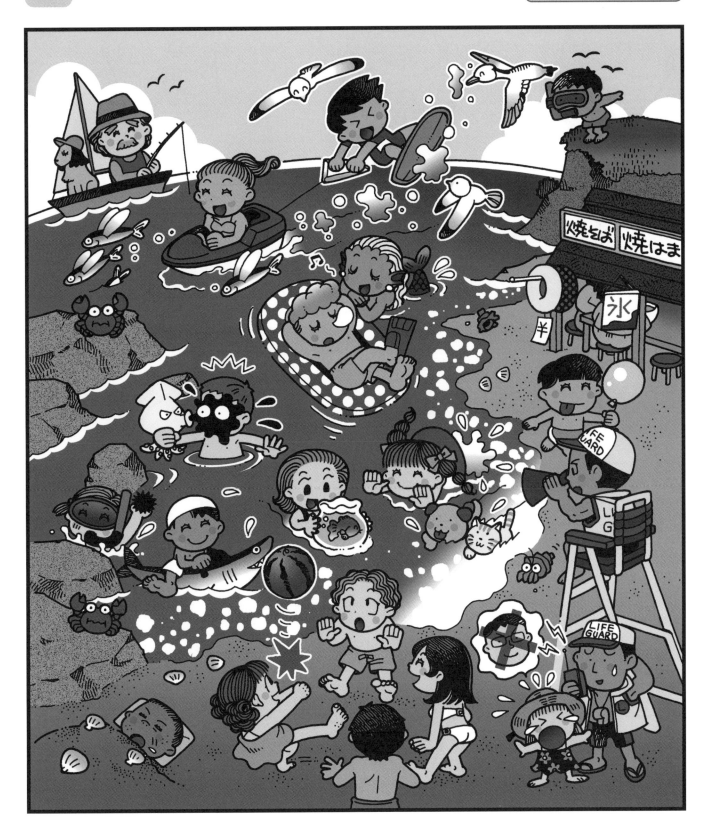

仲間はずれ

月　　日

→答え ▶ P.83

注意力
視空間

時間　　　分　　秒
正答数　　／1

●ほかと違っている絵を 1 つ探しましょう。

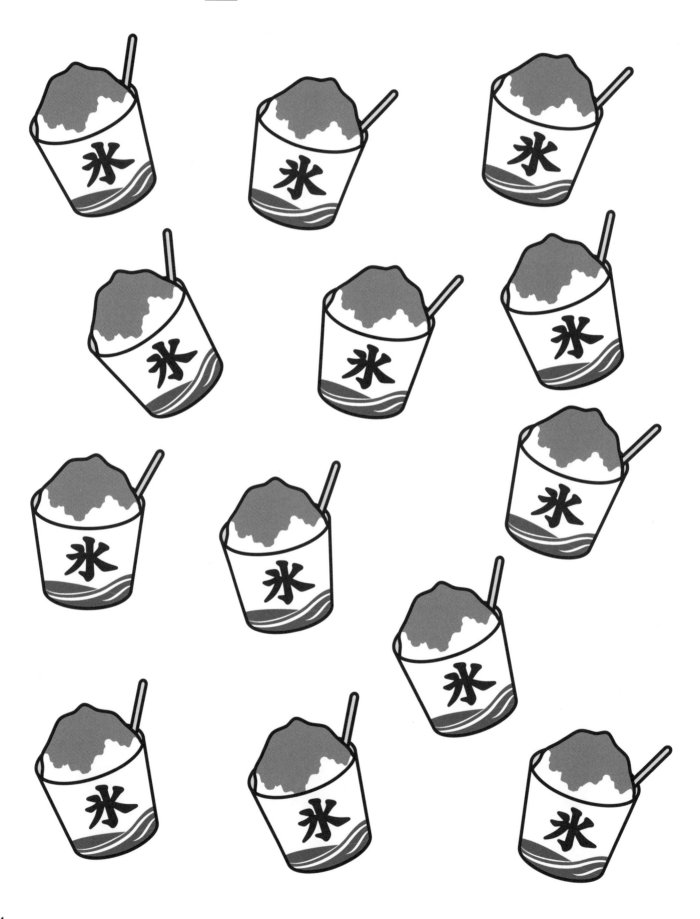

43日 漢字絵間違い探し

月　日

→答え▶ P.84

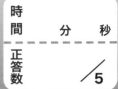

注意力
視空間

UP!!

時間　　分　　秒
正答数　／5

● 「ブレーメンの音楽隊」がテーマの漢字絵です。この中に、<u>周囲と違う漢字が5つ</u>まざっていますので、それを探して○で囲みましょう。

間違い5か所

月　日

UP!!
注意力
視空間

→答え▶ P.84

時間　　分　　秒
正答数　／12

●下の絵には 12 か所、上と異なる部分があります。それを探して○で囲みましょう。

正　　　　　　　　　　　　　　　　　　間違い12か所

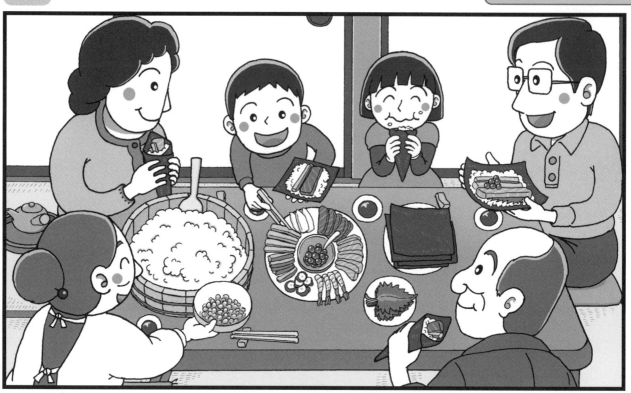

誤

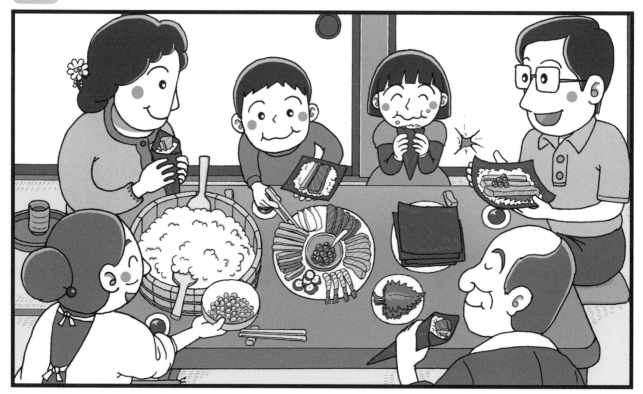

45日 イラスト間違い探し

月　日

UP!!
注意力
視空間

→答え▶ P.84

時間　　分　秒
正答数　／12

●右の絵には 12 か所、左と異なる部分があります。それを探して○で囲みましょう。

間違い12か所

正

誤

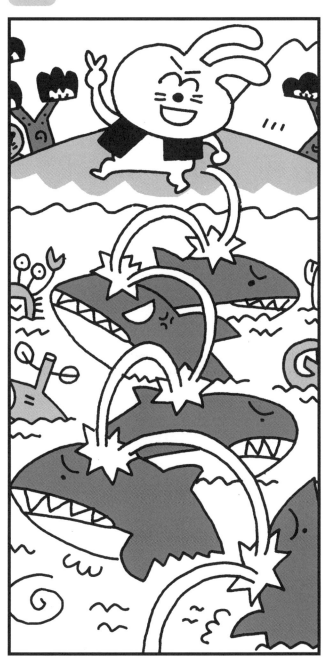

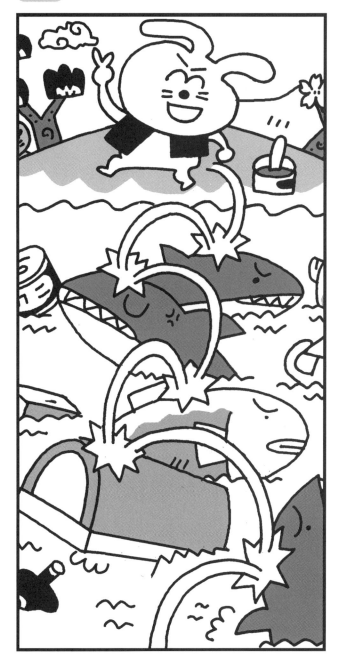

46日 熟語間違い探し

月　日

→答え▶ P.84

UP!!
注意力
視空間

時間　　分　　秒
正答数　／2

●間違った漢字の熟語が1つだけまざっています。それを探して〇で囲みましょう。

1

令和	令和	令和	令和	令和	令和
令和	令和	令和	令和	令和	令和
令和	令和	令和	令和	令和	令和
令和	令和	令和	令和	令和	令和
令和	令知	令和	令和	令和	令和
令和	令和	令和	令和	令和	令和

2

見聞	見聞	見聞	見聞	見聞	見聞
見聞	見聞	見聞	見聞	見聞	見問
見聞	見聞	見聞	見聞	見聞	見聞
見聞	見聞	見聞	見聞	見聞	見聞
見聞	見聞	見聞	見聞	見聞	見聞
見聞	見聞	見聞	見聞	見聞	見聞

●下の絵には6か所、上と異なる部分があります。それを探して〇で囲みましょう。

間違い6か所

正

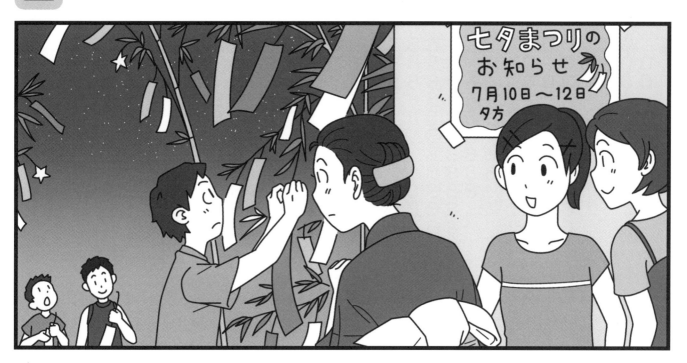

誤

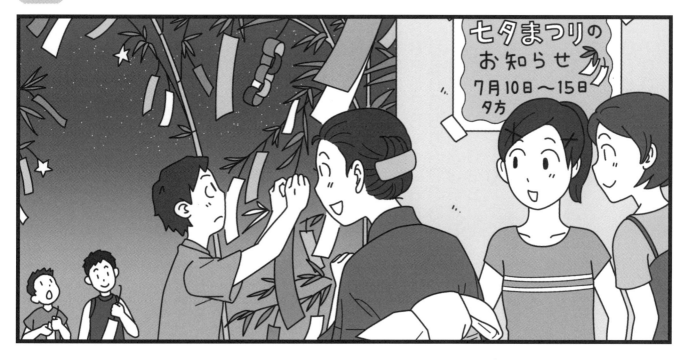

数字絵間違い探し

UP!!
注意力
視空間

→答え▶ P.85

時間　　分　　秒
正答数　／8

● 「カタツムリ」の数字絵です。下の絵には、上と違う数字が8か所あります。探して○で囲みましょう。

間違い8か所

正

```
                          8888
                        88889888
   00      00         88888888888
 000     000        888888888888888
 000     000        8888888    8888
  11    71         8838      88  8888
   11   11         8888      88  8888
    111            888      88    888
   6666           888      88     888
   66666         888       88     888
   66            888      888  8888
   66           888      8888888888      66
   660         8888     88858 8     666
   66          8888     8888   6646 8   333
   66          88888888 8888       66   333
   666                             666
    66666666666656666666666666666        333
     666666666666666666666666666         333
```

誤

```
                          8888
                        88889888
   00      00         888888888088
 000     000        888888888888888
 060     000        8888888    8888
  11    71         8838      88  8888
   11   71         8888      88  8888
    111            888      88    888
   6666           888      88     888
   66666         8888      88     888
   66            8888     88   8888
   66           888      8888888888      66
   660         8888     88    8     666
   66          8888     8888   6636 8   333
   66          88888888 8888       66   333
   656                             666
    66666666666656666666666666666        323
     666666666666666666666666666         333
```

49日 仲間はずれ

月　日

→答え▶ P.85

UP!!
注意力
視空間

時間　　分　秒
正答数　／2

●ほかの絵と違う「きのこ」と「とうがらし」を１つずつ見つけましょう。

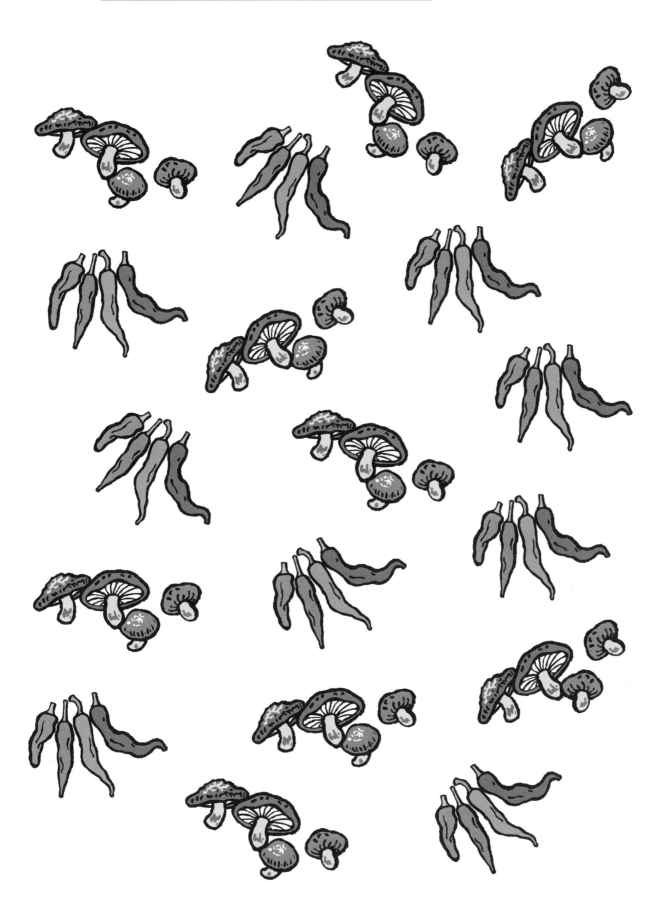

地図間違い探し

月　　日

UP!!
注意力
視空間

→答え ▶ P.85

時間　　分　秒

正答数　　/8

●下の地図には8か所、上と異なる部分があります。それを探して〇で囲みましょう。

正

間違い8か所

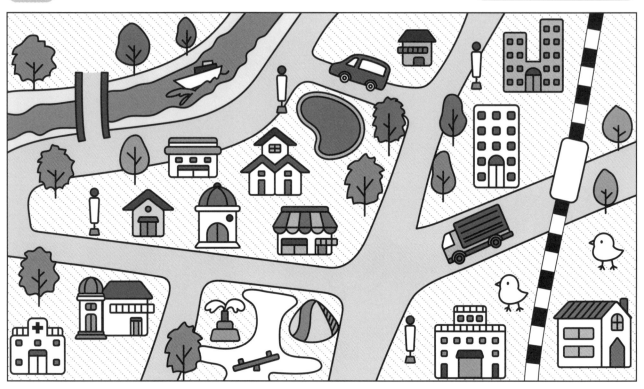

誤

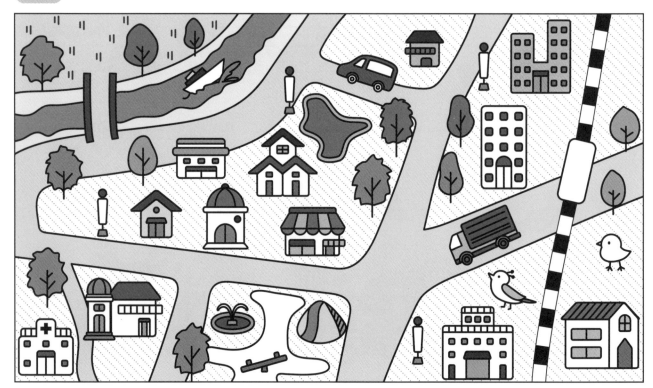

漢字絵間違い探し

脳UP!!
注意力
視空間

→答え▶ P.85

時間　　分　　秒
正答数　／7

● 「読書」がテーマの漢字絵です。この中に、周囲と違う漢字が7つまざっていますので、それを探して○で囲みましょう。

間違い7か所

```
      気   気   気
      気 気   気
    気   気 気
      気   気   気                               枠枠
                                          枠枠枠                        枠枠
碗碗碗                    碗碗碗              枠                      枠枠枠
碗碗碗茶茶茶茶茶茶茶茶碗碗碗碗碗碗      茶碗            枠枠  枠        枠枠  枠
碗    茶茶茶茶茶茶茶茶      碗        碗    枠枠                枠枠
碗      芥茶茶茶茶茶茶      碗        碗  枠枠枠枠枠        枠枠枠枠枠
碗碗      茶茶茶茶茶茶      碗    碗    折枠      枠枠      枠枠      枠枠
碗碗碗    茶茶茶茶茶      碗碗碗碗      枠枠        枠枠    枠枠      枠枠
  碗碗碗    茶茶茶茶茶    碗碗碗碗      枠            枠枠枠枠        枠
  碗碗    茶茶茶茶茶    碗碗碗      枠          枠枠枠        枠
    碗              碗        枠枠        枠    枠        枠枠
    碗碗碗碗碗碗碗宛碗              枠枠      枠枠      枠枠枠    木枠
    碗碗碗碗碗碗碗碗碗            枠枠枠枠        枠枠枠枠
```

```
本本本本本本本本本本本本本本本本本本本本本        本本本本本本
本本本本本本本本本本本本本本本本本本本本本        本本大本本本本
本本                      本本本本本本
本本                      本本本本本
本本  文文  文文  文文  文文  文文              文文  文文
本本  文文  文文  文文  文文  文文  文文      文文  文文  文文
本本  文文  文文  文文  文文  文文  文文      文文  文文  文文
本本  文文  文文  文文  文文  文文  文文      文文  文文  文文
本本  文文  文文  文文  文文  文文  文文      文文  文文  文文
本本  文文  文文  文文  文文  文文  文文      文文  文文  文文
本本  文文  文文  文文  文文  文文  文文      文文  文文  文文
本本  文文  文文  文文  文文  文文  文文      文文  文文  文文
本本  文文  文文  文文  文文  文文  文文      文文  文文  文文
本本  文文  文文  文文  文文  文文  文文      文文  文文  文文
本本  文文  文文  文文  文文  文文  文文      文文  文文  文文
本本  文文  文文  文文  文文  文文            文文  文文
本本  文文  文文  文文  文文  文文            文文  文文
本本  女文  文文  文文  文文  文文            文文  文文
本本  文文  文文  文文  文文  文文            文文  文文
本本  文文  文文  文文  文文  文文            文文  文文
本本  文文  文文  文文  文文  文父            文文  文文
本本  文  文文  文文  文文            文文  文文
```

63

52 日

イラスト間違い探し

月　日

UP!!
注意力
視空間

→答え ▶ P.86

時間　　分　　秒
正答数　　／19

●右の絵には **19 か所**、左と異なる部分があります。それを探して〇で囲みましょう。

正

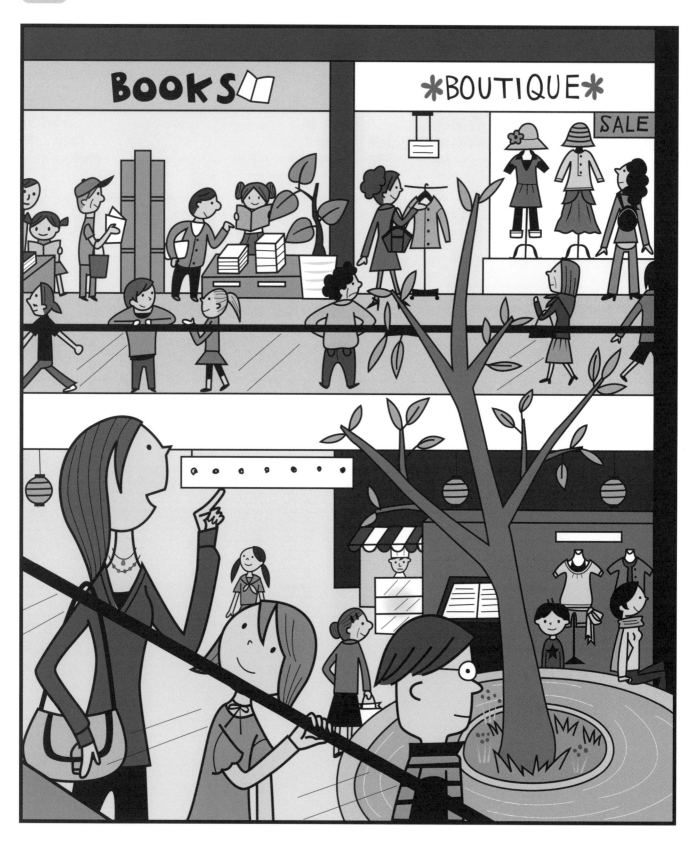

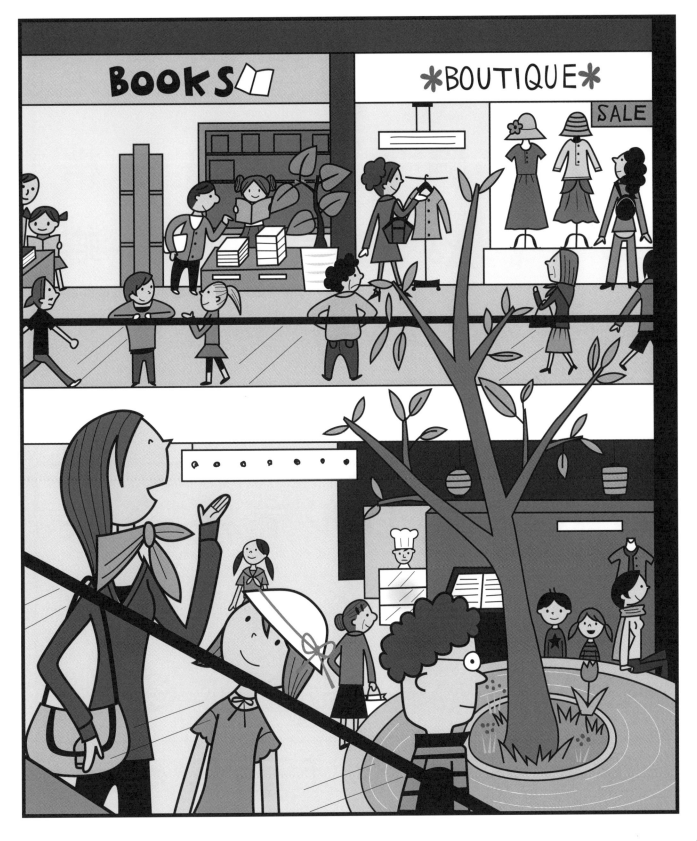

53日 間違い探し

月　日

UP!!
注意力
視空間

→答え▶P.86

時間　　分　秒

正答数　／6

●上と違っているものを下から6つ探し、〇で囲みましょう。

正

間違い6か所

♭Q永楽もルテ桜青未
@あチ編？き群熟初梢
〇￥講ねメ織＆郵蛸蝶
穂香蠢リマF美R梅※

誤

♭Q永楽しルテ桜青来
aあチ編？き群熟初梢
〇￥講ねメ識＆郵蛸蝶
穂香蠢リマf美R梅＊

54 **日**

イラスト間違い探し

月　日

UP!!
注意力
視空間

→答え▶ P.86

時間　　分　秒
正答数　　／5

● 下の絵には5か所、上と異なる部分があります。それを探して○で囲みましょう。

間違い5か所

正

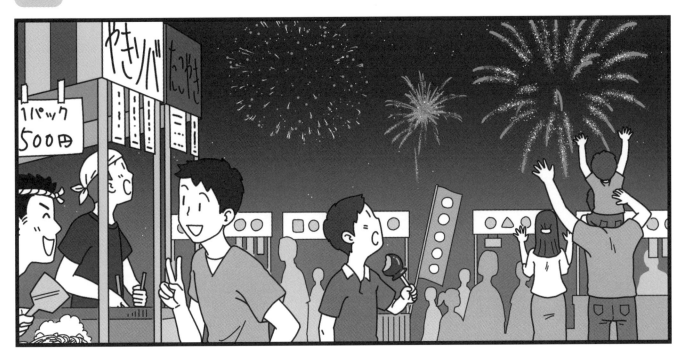

誤

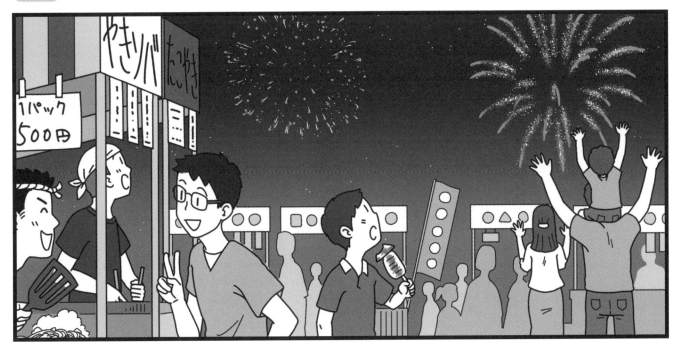

55 日 イラスト間違い探し

月　日

UP!!
注意力
視空間

時間 　　分　　秒

正答数 　／5

→答え ▶ P.86

●下の絵には5か所、上と異なる部分があります。それを探して〇で囲みましょう。

正

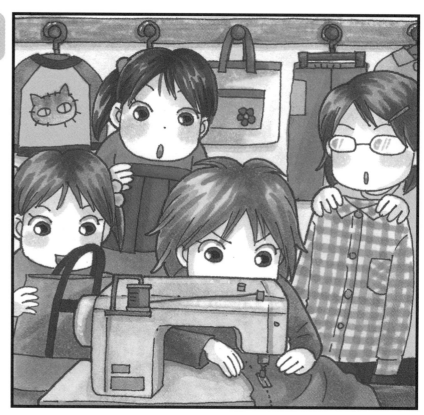

間違い5か所

誤

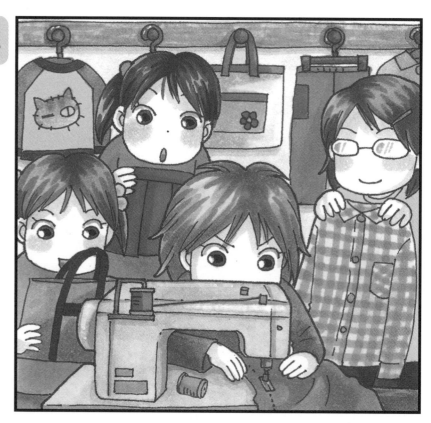

イラスト間違い探し

UP!!
注意力
視空間

時間　　分　　秒
正答数　　／5

→答え▶ P.86

●下の絵には5か所、上と異なる部分があります。それを探して○で囲みましょう。

正

間違い5か所

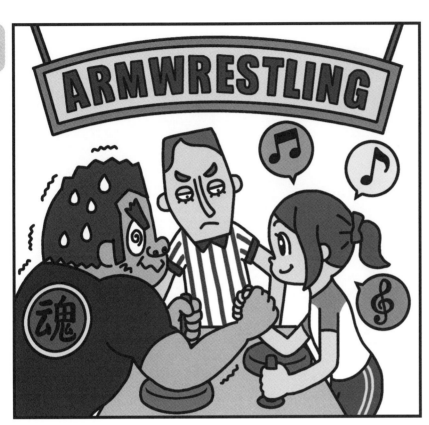

誤

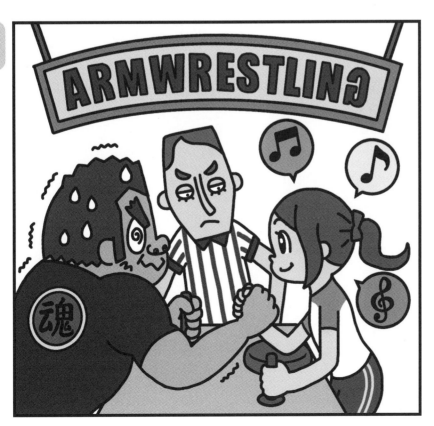

記憶力
注意力

UP!!

時間　　分　　秒
正答数　／4

→答え▶ P.87

●次の漢字は、「人の体の一部」を表す漢字です。この中に仲間はずれの漢字が4つあります。その漢字を答えましょう。

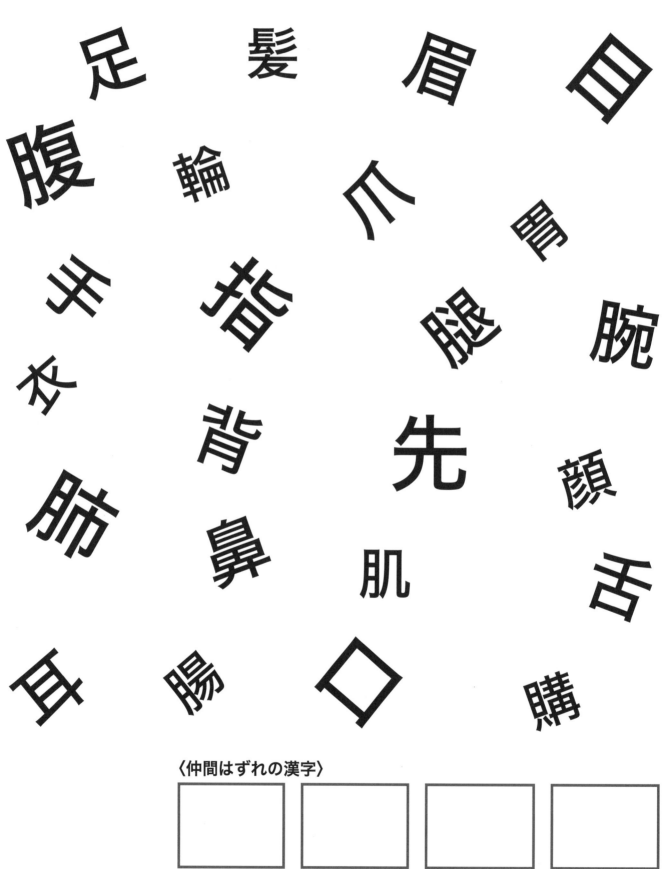

足　髪　眉　目
腹　輪　爪　胃
牛　指　腿　腕
衣　背　先　顔
肺　鼻　肌　舌
耳　腸　口　購

〈仲間はずれの漢字〉

58日 イラスト間違い探し

UP!!

注意力
視空間

時間　　分　　秒

正答数　／5

月　日

→答え▶ P.87

●下の絵には5か所、上と異なる部分があります。それを探して〇で囲みましょう。

正

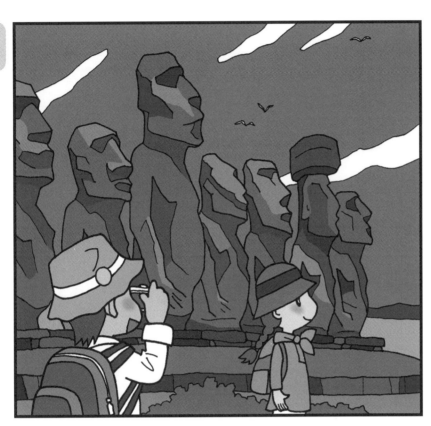

間違い5か所

誤

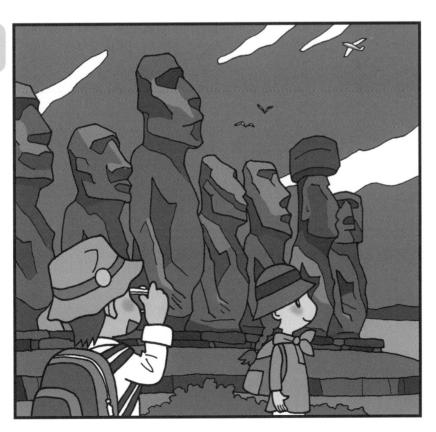

→答え▶ P.87

59日 間違い探し

月　日

UP!!
注意力
視空間

→答え▶ P.87

時間　　分　秒
正答数　／6

●上と違っているものを下から6つ探し、〇で囲みましょう。

正

間違い6か所

響♀◆え鰆〆譲♋躍才鶴驚

へ籠9ヒ麗麓ト潜U◎霧藻

¢鶏1w鏡曜お贈→海✕藍

朱И⇔寿£蘭6藤心A4澄

誤

響♀◆え鰆〆譲♋躍才鶴驚

へ籠qヒ麗麓ト潜U◎霜藻

¢鶏1w鏡曜あ贈→海✕藍

牛И⇔寿£簡6藤心A4澄

UP!!

注意力
視空間

時間　　　分　　　秒

正答数　　／5

→答え▶ P.87

月　　　日

●下の絵には5か所、上と異なる部分があります。それを探して〇で囲みましょう。

正

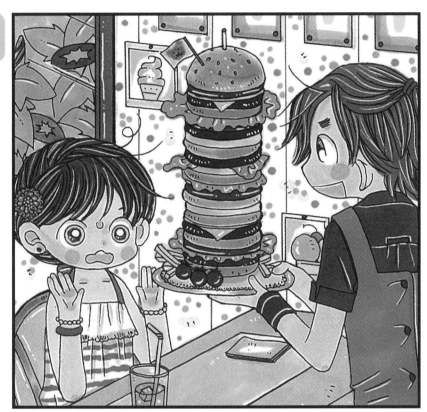

間違い5か所

誤

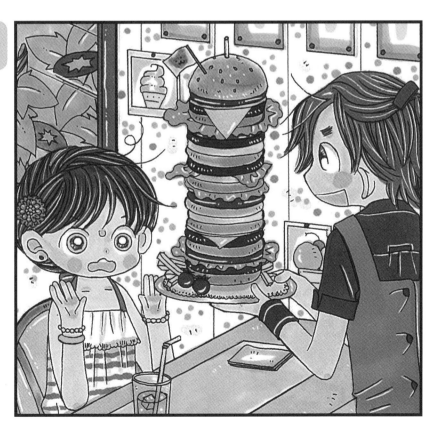

解答

1 日

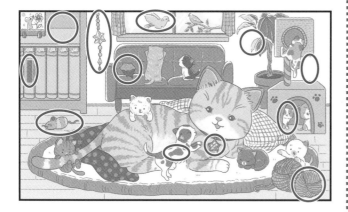

2 日

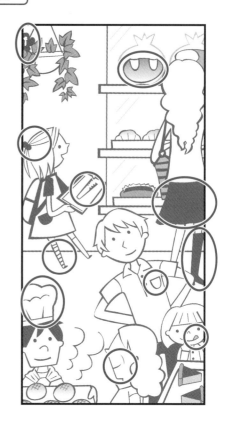

3 日

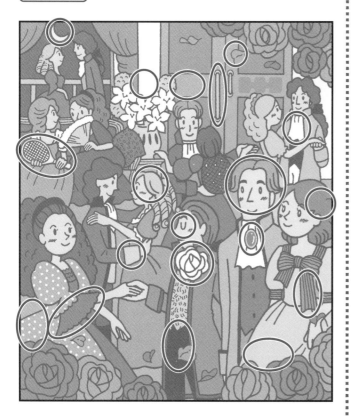

4 日

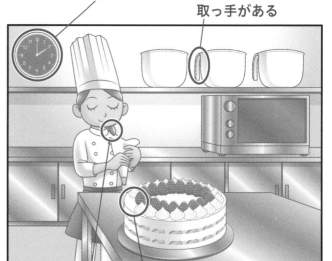

時計が反転していない

取っ手がある

髪の位置が逆

クリームがない

74

5 日

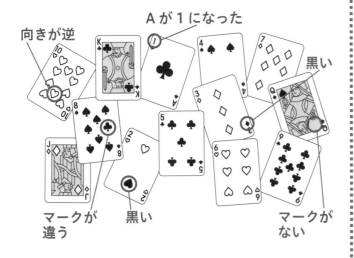

向きが逆

A が 1 になった

黒い

マークが違う

黒い

マークがない

6 日

頭の真ん中の模様が短い

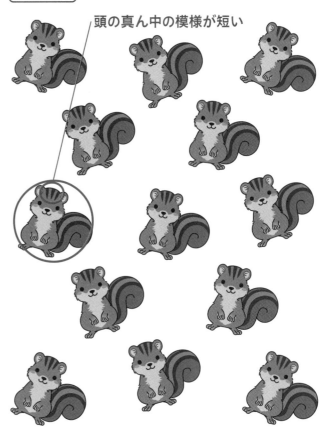

7 日

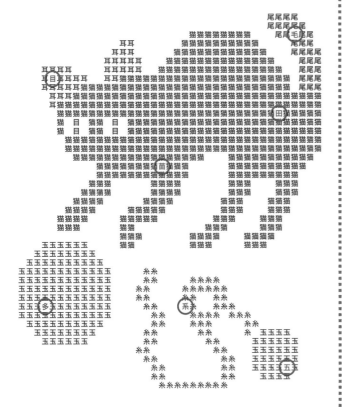

8 日

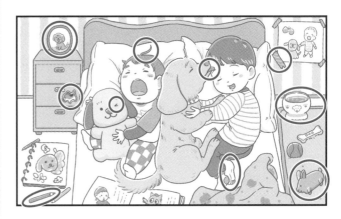

9日

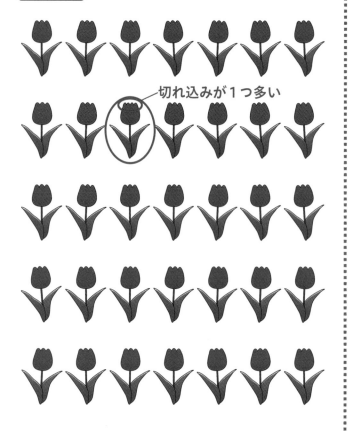

切れ込みが1つ多い

10日

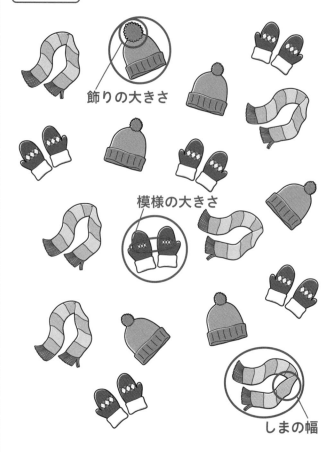

飾りの大きさ

模様の大きさ

しまの幅

11日

1

頂 頂 頂 頂 頂 頂 頂 頂
頂 頂 頂 頂 頂 頂 頂 頂
頂 頂 頂 頂 頂 頂 頂 頂
頂 頂 頂 頂 頂 頂 頂 頂
頂 頂 ⟨頃⟩ 頂 頂 頂 頂 頂
頂 頂 頂 頂 頂 頂 頂 頂

2

輸 輸 輸 輸 輸 輸 輸 輸
輸 輸 輸 輸 輸 輸 輸 輸
輸 輸 輸 ⟨輪⟩ 輸 輸 輸 輸
輸 輸 輸 輸 輸 輸 輸 輸
輸 輸 輸 輸 輸 輸 輸 輸
輸 輸 輸 輸 輸 輸 輸 輸

12日

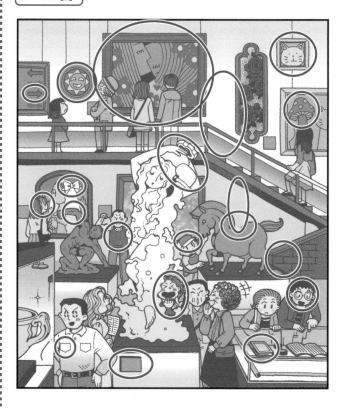

13日

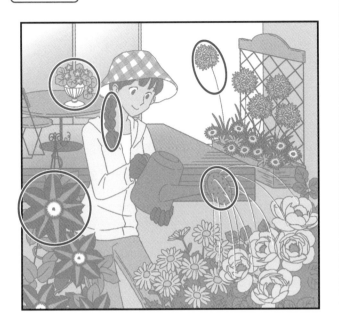

14日

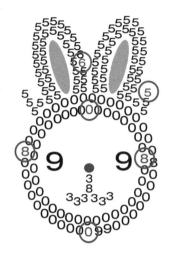

15日

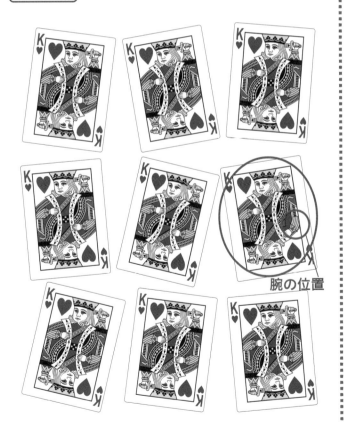

腕の位置

16日

① 各 　 ② 相 　 ③ 批
④ 判 　 ⑤ 討 　 ⑥ 徴
⑦ 義 　 ⑧ 換 　 ⑨ 付
⑩ 栄 　 ⑪ 留 　 ⑫ 炊

17日

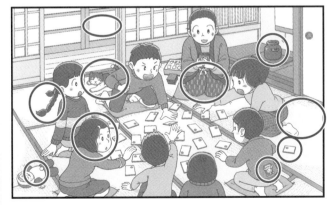

18日

①

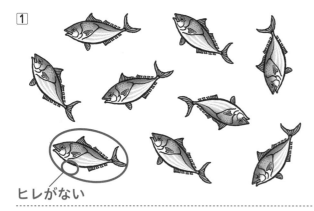

ヒレがない

②

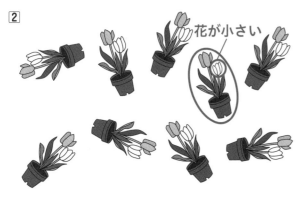

花が小さい

19日

た	館	Ａ	ロ	頭	き	♪	勇	鑑
駅	は	$	覚	k	ナ	み	も	観
や	建	ら	キ	※	8	％	む	倫
夏	雨	し	D	シ	紅	時		

20日

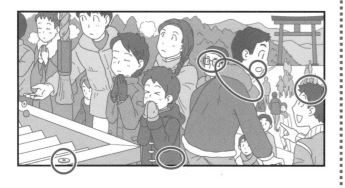

21日

イチゴとクリームの位置、大きさ、数が違う

22日

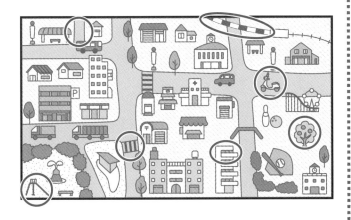

23日

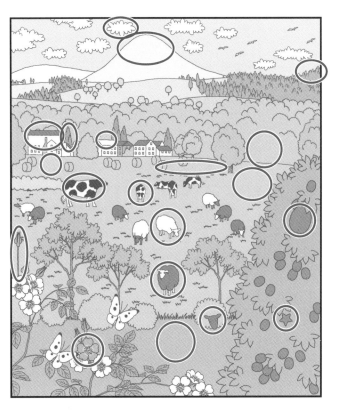

24日

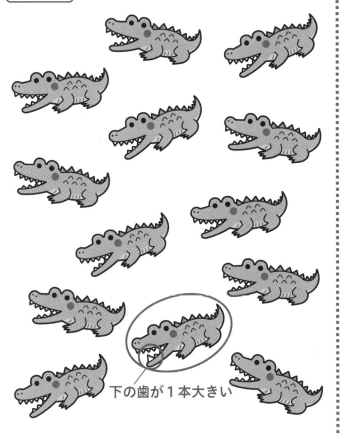

下の歯が1本大きい

25日

い

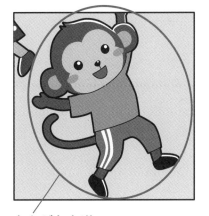

向きが左右逆

79

26 日

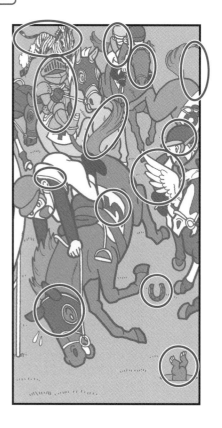

27 日　順不同

滴、泡、朝、魚
（色の漢字ではないもの）

29 日

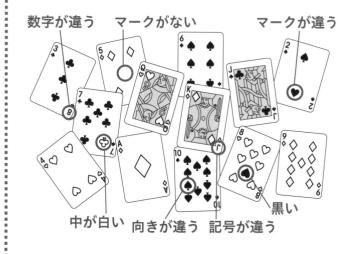

数字が違う　　マークがない　　　マークが違う

中が白い　向きが違う　記号が違う

黒い

28 日

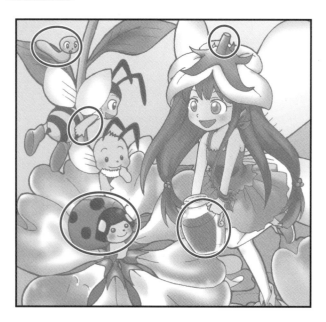

30 日

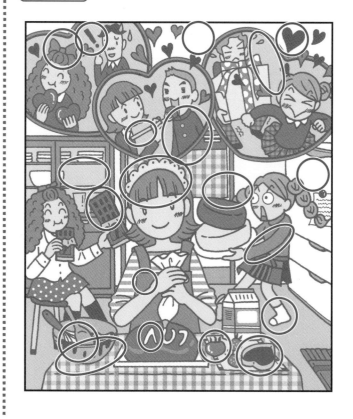

31日

D

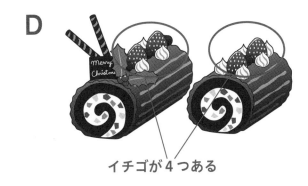

イチゴが4つある

33日

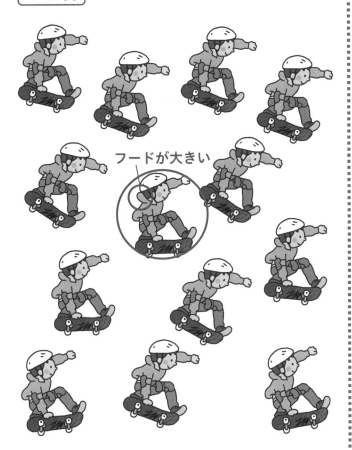

フードが大きい

32日

1

旬	旬	旬	旬	旬	旬	旬	旬
旬	旬	旬	旬	旬	旬	旬	旬
旬	旬	旬	旬	旬	旬	旬	旬
旬	旬	旬	旬	旬	旬	旬	旬
旬	旬	旬	旬	旬	旬	旬	旬
旬	旬	旬	旬	旬	旬	旬	旬

2

感	感	感	感	感	感	感	感
感	感	感	感	感	感	感	感
感	惑	感	感	感	感	感	感
感	感	感	感	感	感	感	感
感	感	感	感	感	感	感	感

34日

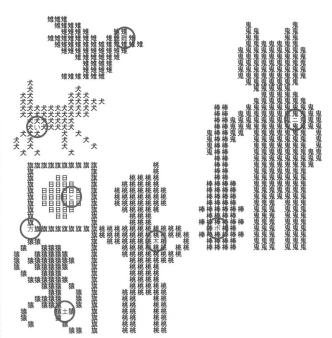

35 日

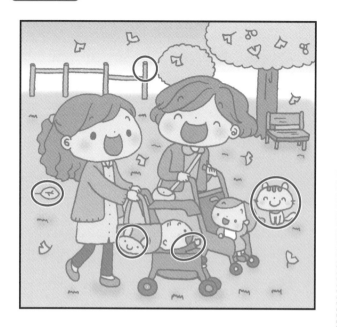

36 日

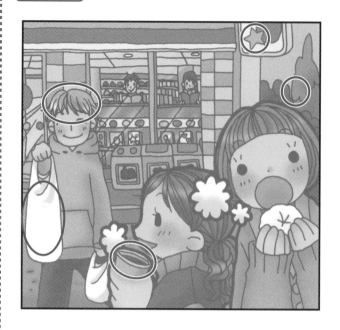

37 日

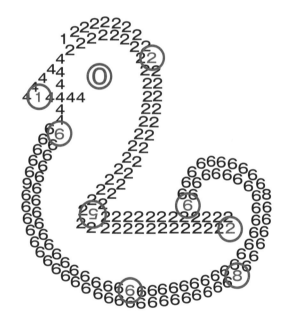

38 日

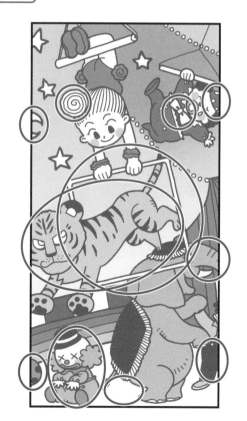

39日

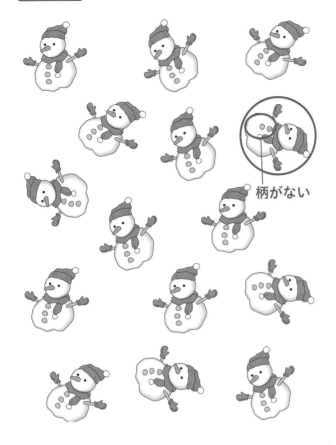

柄がない

40日 間違っている字→正しい字

照→象　　願→頑
豪→剛　　堕→落
粗→素　　撤→徹
球→求　　塔→搭
賠→媒　　抗→効
測→図　　慣→感

41日

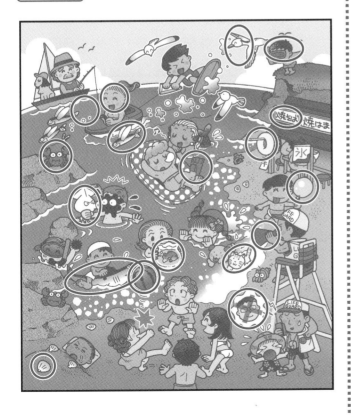

42日

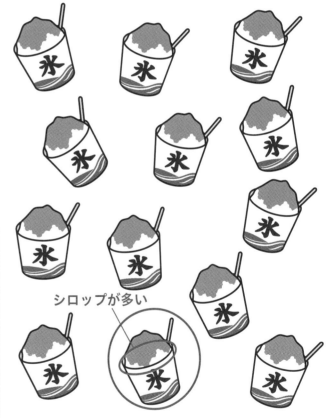

シロップが多い

43日

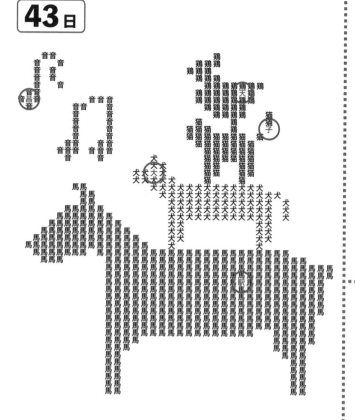

44日

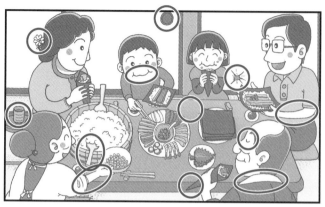

45日

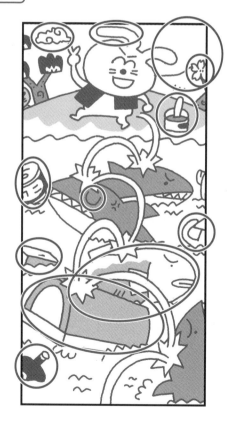

46日

1

令和	令和	令和	令和	令和	令和
令和	令和	令和	令和	令和	令和
令和	令和	令和	令和	令和	令和
令和	令和	令和	令和	令和	令和
令和	令知	令和	令和	令和	令和
令和	令和	令和	令和	令和	令和

2

見聞	見聞	見聞	見聞	見聞	見聞
見聞	見聞	見聞	見聞	見聞	見問
見聞	見聞	見聞	見聞	見聞	見聞
見聞	見聞	見聞	見聞	見聞	見聞
見聞	見聞	見聞	見聞	見聞	見聞
見聞	見聞	見聞	見聞	見聞	見聞

47 日

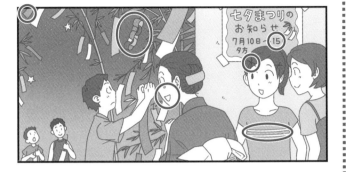

48 日

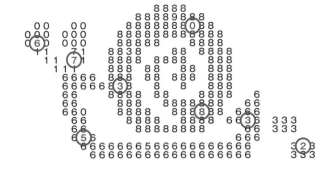

49 日

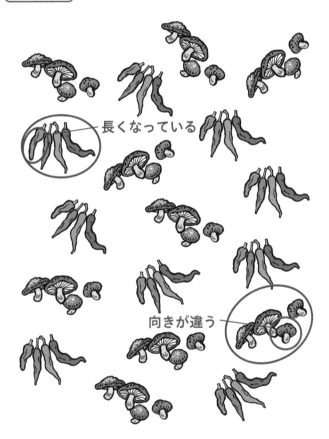

長くなっている

向きが違う

50 日

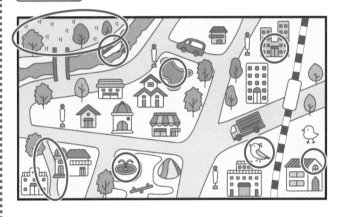

51 日

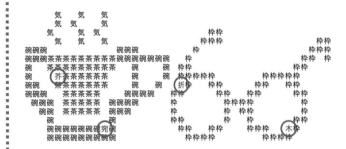

52日

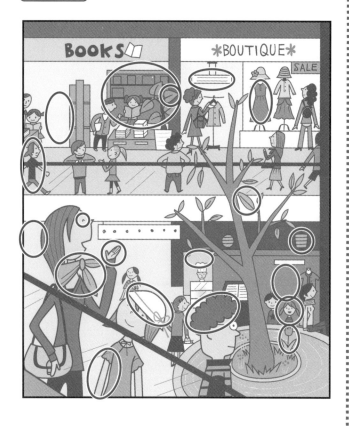

53日

ぃ Q 永 楽 し ル テ 桜 青 来
ⓐ あ チ 編 ？ ま 群 熟 初 梢
〇 ￥ 講 ね メ 識 ＆ 郵 蛾 蝶
穂 香 参 リ Ｐ ⓕ 美 Ｒ 春 ＊

55日

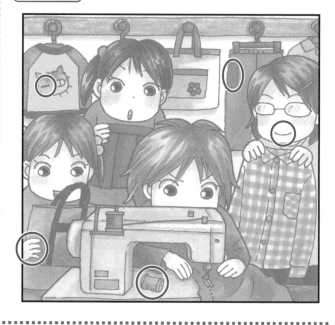

54日

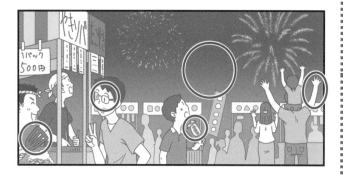

56日

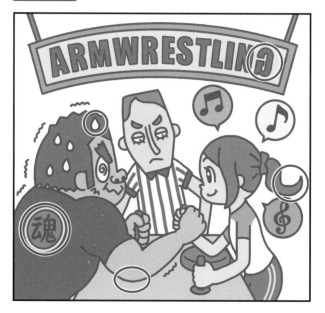

57日 順不同

輪、衣、先、購
（人の体の一部を表す漢字ではないもの）

59日

響♪◆え鰭〆譲♪躍才鶴鷺
へ籠⒬〆麗麓ト溢∪◎霜藻
♂鶏1w鏡曜あ贈→海〆藍
牛Ν⇔寿£簡6藤心Ａ4澄

58日

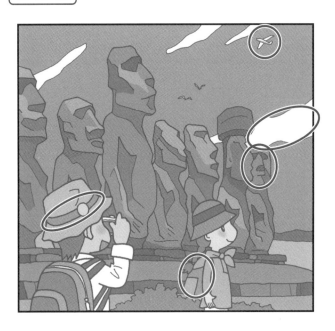

60日

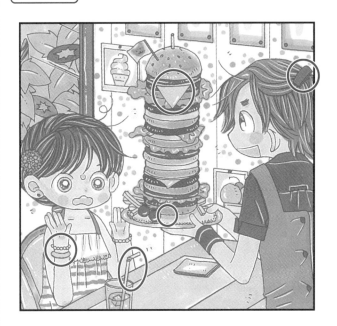

大きな字で脳活性！
川島隆太教授の脳活まちがい探し

2023 年 12 月 5 日　　第 1 刷発行

監修者	川島隆太
発行人	土屋徹
編集人	滝口勝弘
編集長	古川英二
発行所	株式会社Gakken
	〒141-8416　東京都品川区西五反田 2-11-8
印刷所	中央精版印刷株式会社

STAFF　　編集制作　　株式会社 エディット
　　　　　　本文DTP　　株式会社 千里
　　　　　　校正　　　　奎文館

※本書は、新作問題のほか「川島隆太教授の脳トレ　パズル大全　日めくり 366 日」「大人の脳活　おもしろ！ことばパズル」「大人の脳活　おもしろ！数字パズル」「おもしろ！脳活パズル 120 日」「おもしろ！脳活パズル 120 日　クロスワード編」「川島隆太教授の健康脳ドリル 110 日　ひらめきパズル編」「もっと脳が活性化する 100 日間パズル①②③④」「川島隆太教授の健康脳ドリル 110 日 絵パズル編」「川島隆太教授のらくらく脳体操まちがい探し 90 日」を再編集・改変したものです。

この本に関する各種お問い合わせ先

●本の内容については、下記サイトのお問い合わせフォームよりお願いします。

https://www.corp-gakken.co.jp/contact/

●在庫については　Tel 03-6431-1250（販売部）

●不良品（落丁・乱丁）については　Tel 0570-000577

学研業務センター

〒354-0045　埼玉県入間郡三芳町上富 279-1

●上記以外のお問い合わせは　Tel 0570-056-710（学研グループ総合案内）

学研グループの書籍・雑誌についての新刊情報・詳細情報は、下記をご覧ください。

学研出版サイト　https://hon.gakken.jp/